真健康

HEALTH

醫生娘

不藏私的養生秘方

王富美・廖麗瑛・莊美月・本多美惠

王富美不藏私的養生秘方：我的「客製化」養生之道

廖麗瑛不藏私的養生秘方：身心協調的美好生活

CONTENTS

C O N T E N T S

莊美月不藏私的養生秘方：女人，多愛自己一點

CONTENTS

本多美惠不藏私的養生法：打造健康的理想藍圖

CONTENTS

王富美不藏私的養生秘方：
我的「客製化」養生之道

養生就在廚房裡

「養生就在廚房裡！」每當有人問我如何養生？我常這樣回答。

現代女性由於身兼家庭主婦與職業婦女兩種角色，在生活上時常分身乏術，往往閒置著美麗的廚房，讓便利的外食服務成為家庭的飲食來源。如果從健康的角度來看，那無疑是將自己為健康把關的權力交出去了。

身兼家庭主婦與職業婦女的我，很清楚為家人健康把關的重要性，因此從結婚的第一天起，到現在將近四十年來，我盡可能每天親手為家人做晚飯。很多人聽到時，都會露出不可置信的表情：「王董，妳每天那麼忙碌，怎麼可能還有時間親自下廚呢？」

我身邊有不少職業婦女，和公司一些年輕的女性員工平常是不

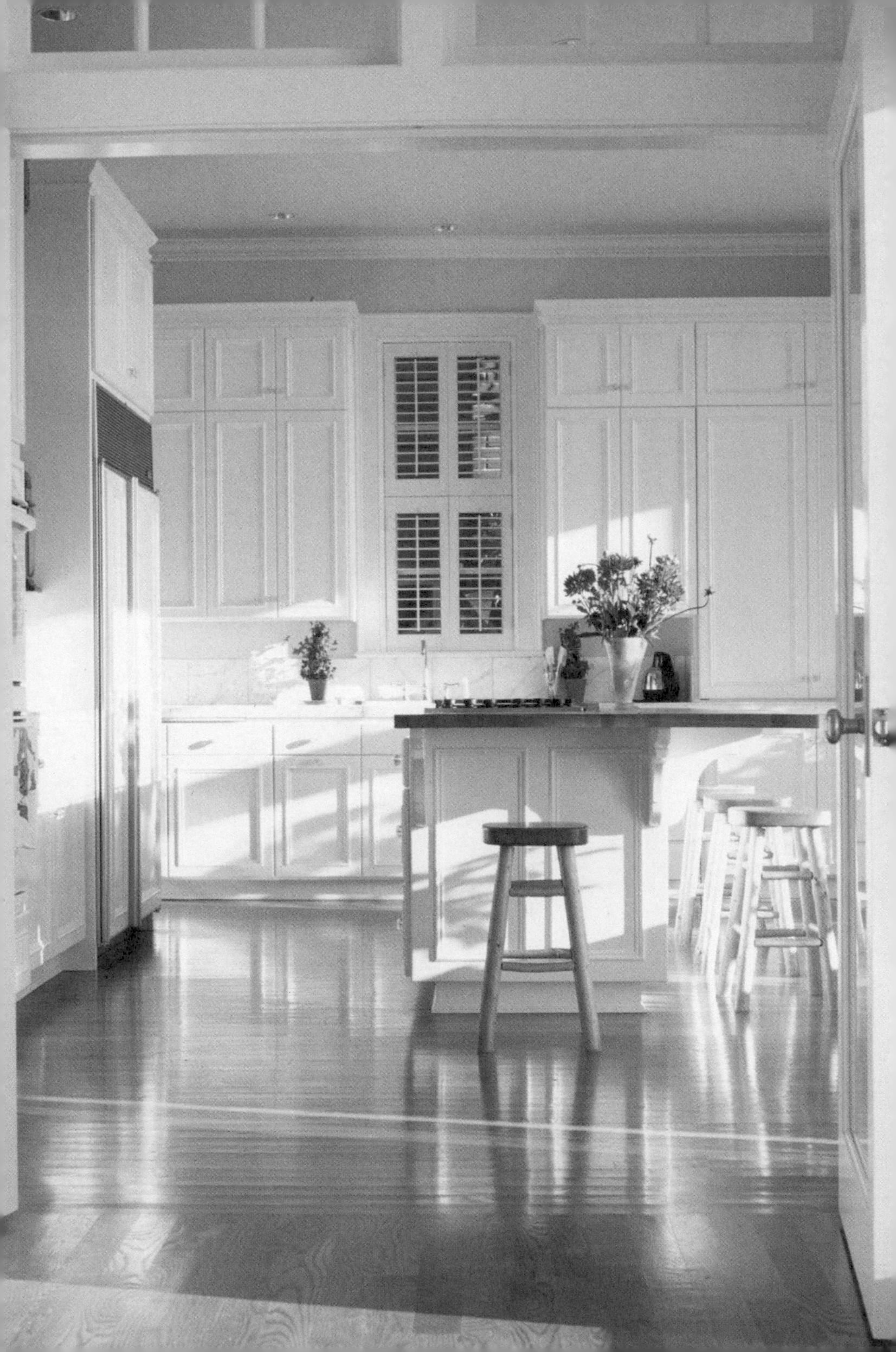

進廚房的，有些人是因為沒有時間，有些人自認廚藝不精，敬廚房而遠之。煮一餐飯，到底要花多少工夫？做出多美味的料理，才算及格呢？我想並沒有標準答案。做飯給家人吃，又不是參加廚藝大賽，何必給自己那麼大的壓力呢?!更何況，現代人外食機會很多，如果想吃山珍海味的工夫菜，餐廳裡的大廚一定做得比我們好。因此，我認為家庭主婦實在不需要在「下廚」這件事情上感到壓力，選擇新鮮的食材，以自己可以做到的程度，煮出幾道可口的飯菜，相信對一般主婦來說，並不是一件太難的事情。

以多元的食材供應多元的健康需求

「均衡」是我的飲食基本原則。我沒有刻意不吃什麼，也不會刻意去吃特定食物，但盡可能在一天當中都能攝取到魚、肉、蔬果、五穀這幾大類營養素。每一種食物都有它的營養成分，其中富含著人體所需要的不同營養素，食物吃得越多樣化，越容易均衡攝取到各樣的營養素。

以營養學的觀點來看，烹調的過程越單純，食材的營養素就能保留的越多，熱量的堆積也越少。平時我選擇以五穀雜糧當作主食，盡量多吃蔬菜、水果，並且遵循「少油、少鹽、低糖」的烹調方式。

平常，我會在冰箱裡固定準備幾樣自己和家人喜歡吃的蔬菜，每天隨心情挑個一、兩樣來煮，這樣一週之內就能吃到各種蔬菜。即使到便利商店買現成的炒米粉，回家之後我通常也都不用微波爐加熱，而是寧可多花幾分鐘的工夫，加進小白菜放入鍋子裡稍微炒一下。此外，我的冰箱裡也經常放著黃豆、綠豆、紅豆、薏仁、燕麥、黑豆……等豆類，前一天晚上順手挑個幾種浸泡，第二天放進鍋子裡煮，就是一道健康的什錦豆薏仁湯；加進稀飯裡，則變成什錦粥。這一鍋裡有植物蛋白質、大豆異黃酮，還有美白消水腫的薏仁、補血利水的紅豆、降火氣的綠豆、降低膽固醇的燕麥，營養相當豐富。

自製健康飲品、蔬果泥、豆漿

我很愛吃葡萄和檸檬，因此自行研發了一道葡萄加檸檬製成的私房飲品。

我幾乎每週都會做一次檸檬葡萄酸，冰箱裡永遠有這個法寶，做菜時也可以加一點點進去，增加菜餚的美味。家裡有小朋友的話，把葡萄再煮爛一點，加點糖做成果醬，就是一道受歡迎的點心。

葡萄營養價值很高，富含鐵質，有補血的功能。葡萄皮所含的多酚和葡萄籽所含的花青素，對於保護心血管、調節血脂和預防高血壓，抗氧化、抗老都有幫助，是近年來美顏保健食品中很熱門的成分。檸檬不只含有豐富的維生素C，也含有少量的維生素B群和鈣、磷、鐵等等，這些人體所需的微量元素，是調節體內酸鹼值很好的食物，還有促進新陳代謝、美白、降低血糖的作用。

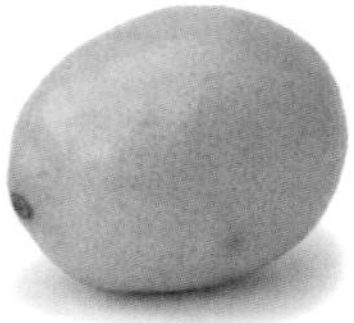

檸檬葡萄酸

1. 先將黃檸檬（綠檸檬太酸了）沖洗乾淨，把蒂切掉（這裡最容易囤積農藥），在清水裡浸泡三十分鐘，連皮一起切片。
2. 然後將無籽葡萄去蒂，浸泡後和檸檬片一起放進鍋裡用小火煮滾半小時，瀝出來的水當成茶飲喝。
3. 果渣繼續煮到軟軟爛爛的程度，放進食物處理機裡打成泥。

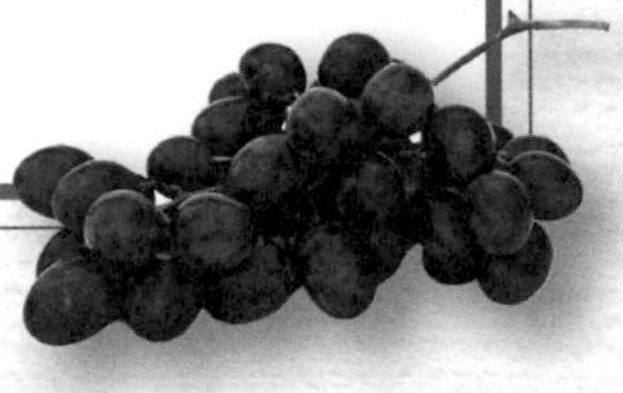

我常會翻翻冰箱裡沒有用到的蔬菜，挑幾樣放在食物處理機中，加一點水或洗過的核果，打成蔬果泥來喝。

有的蔬菜泥口感比較澀，為了增加適口性，我會加一點「葡萄檸檬汁」調味，有時也加入蘋果、香蕉或是蒸過的地瓜等等，出門時帶著一杯隨手喝，相當方便。喝了這道蔬果泥，蔬果的多元營養和纖維質都兼顧到了，也相當有飽足感，可以用來取代一餐飯，對於想要控制熱量的人來說，也是很好的選擇。

把泡好的黃豆放進電鍋裡蒸熟之後，放進果汁機打成豆漿，自製的豆漿濃、純、香，無糖分、無雜質，健康又好喝。

中藥養生茶飲

坊間很流行用中藥材熬煮養生飲品，我雖然沒有刻意去研究喝這些養生茶飲，到底有多大功效，但既然它們在中醫處方上各有作用，我相信是有益無害的，只不過這些養生的效果都是長期累積而成的，並不是喝個一、兩次就可以看見效果。

我認為，與其胡亂喝一堆含添加物的飲料，還不如自己在家煮。

因此，有時我會購買黃耆、紅棗、枸杞這些常見中藥材回家煮給家人喝。在煮之前，請記得先用清水浸泡半小時，以免紅棗、枸杞子的皺摺處藏有黴菌。

燕窩與白木耳好美顏

有「美顏聖品」之稱的燕窩，含有大量的膠質，以及豐富的水溶性蛋白質，容易被人體吸收，對於增進皮膚的彈性相當有幫助，我大概一週會燉一次。

燕窩的價位等級有很多分別，為了避免買到次級品，甚至是假貨，建議選擇商譽良好的店家購買。我很少購買現成的罐裝燕窩，之前喝過幾次，發現裡面糖水很多，有的甚至摻了一些白木耳，與其花錢在外面吃燕窩，我寧可買回家自己煮，會吃得更安心。

燕窩處理起來並不如想像中麻煩，買回來的燕窩有時摻雜一點點小石頭和細毛，稍微揀掉之後，在水裡泡上幾個鐘頭，再加兩片黃耆、一小把枸杞，放進鍋子裡燉二十分鐘。

白木耳膠質含量高，營養成分和燕窩相近，我也經常把它當作補品吃。市面上賣的白木耳大多非常大，我擔心是因為商家放了一些有助發泡的成分，所以寧可自己買未發泡過的白木耳回家，多花一道工夫處理它。其實只要沖洗一下，放在水中浸泡，等它漲開，就可以達到清潔的效果，並不需花費太多時間。

浸泡好的白木耳用電鍋蒸熟後，放進食物處理機，加一點點水打成汁，或是加幾粒桂圓或葡萄乾來調味，口感很不錯。

在使用桂圓、葡萄乾之前，我會先用水浸泡三到四小時。這些乾燥的食材，在曝曬過程中很可能受到灰塵污染，或有蟲卵孳生。浸泡的同時，也順道可以去掉一些表面的糖分，撈起來後用溫水涮一下，再加進白木耳裡就能確保衛生無虞。

一點效率加一點創意

我做菜很講求效率，為了節省在廚房工作的時間和力氣，下一次鍋不會只烹調一樣食物。我家的電鍋鍋蓋很高，可以一次蒸很多東西，通常在煮飯的時候，就順便放幾條地瓜或絲瓜在平盤上，和飯一起蒸。

如果是煮湯，那麼就變通一下，把湯鍋放在底下，把米飯攤放在平盤裡一起煮。

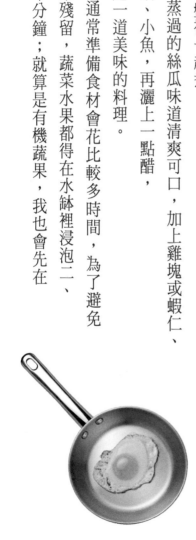

蒸過的絲瓜味道清爽可口，加上雞塊或蝦仁、蛤蠣、小魚，再灑上一點醋，就是一道美味的料理。

通常準備食材會花比較多時間，為了避免農藥殘留，蔬菜水果都得在水缽裡浸泡二、三十分鐘；就算是有機蔬果，我也會先在

滾水中氽燙一下，以免有蟲卵附於其中。這些步驟都不能省略，如果能提前處理好，下廚的時候就方便得多。

做菜其實沒什麼絕對的規矩，只要找到方便好用的鍋爐器具，自己找出一套順手簡單的流程，是可以很有效率進行的。像我有一種附蓋子的石板鍋，在煎魚時可以完全不用油，把洗好的魚直接放進鍋裡，在爐火上燜煎，等到一面煎成金黃色，就把鍋子反過來，煎魚的另一面。如同一般煎魚的流程，但不需用到鍋鏟。如此一來，魚皮不沾鍋，也不會產生油煙，更不用擔心被熱油濺到手。

我覺得做菜是很隨性的事，千萬不要給自己設定太多框框，只要願意動手去嘗試，每個人都能盡情發揮創意，從中找到樂趣。對我而言，烹飪沒有任何規則和包袱，而是發揮創意的大好空間。一般我都是以手邊的食材隨性發揮，做出兼具健康和美味的料理。

番茄地瓜創意料理

我有一道口碑還不錯的番茄料理，做法十分簡便。把洗淨的番茄，在滾水裡快速汆燙一下，加上蒸過的地瓜，放進果汁機打成泥狀，最後再加上幾片蛋皮、薄荷葉，即可上桌。

湯，是最可以隨性發揮的料理。我喜歡把冰箱裡的蔬果，隨意挑幾樣扔進鍋中，煮出多彩高纖的百匯湯；或是把紅、白蘿蔔、冬瓜、南瓜，加上一點自製的檸檬葡萄汁煮湯，營養豐富，湯頭清淡又甘美。

我煮菜從來都不加糖，需要甜味的時候，就用洋蔥丁替代，洋蔥對於降低壞膽固醇有幫助。

這些洋蔥丁除了入菜，還可以做成飲料，加入檸檬葡萄汁所製成的冰塊，打成汁來喝，別有一番風味。

提味法寶：洋蔥

1. 將洋蔥切丁，放兩顆蒜頭進鍋裡，加上少許橄欖油焖炒。
2. 炒熟之後會發現洋蔥原本的辛辣完全不見了，變得很甘甜。
3. 等它冷卻後放在冰箱冷藏，煮菜時酌量加入菜裡，就會有自然的甘味。

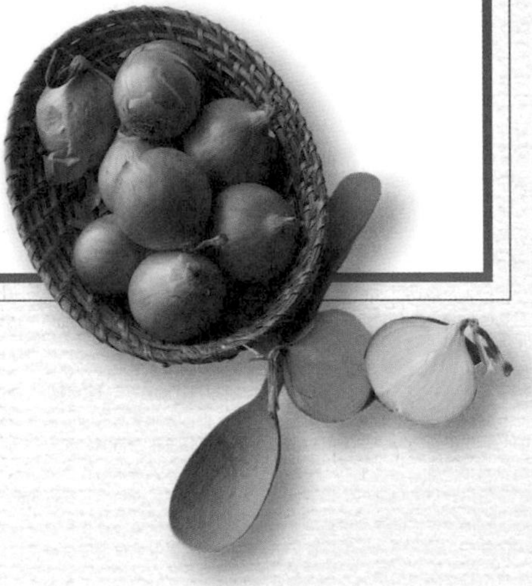

飲食分齡化的哲學

我們身體的消化能力和代謝狀況都會隨著年齡變化而逐漸改變，因此各個年齡階段的飲食習慣，也應該順著身體的營養所需和消化代謝能力進行調整。

在我年輕的時候，不會刻意節制飲食。但是，隨著年紀漸長，自己明顯感覺新陳代謝減緩，多餘的熱量很容易囤積在身上，倘若不留意控制飲食內容，一不小心，腰圍很容易就超過健康警戒線，接著，高血壓、高血脂、高膽固醇、脂肪肝……等等慢性病就來招手了。

我知道該如何使自己的身體處於更舒服的狀態，那就是改變飲食習慣。一開始，只是稍微減少一些調味品的用量，用心察覺如此的飲食能使身體更舒服。之後不知不覺，口味自然變得清淡許多。過去像一些北方小館裡常見的小菜水煮茄子，我總覺得淡而無味，但現在倒吃得很順口，反而能品嘗出茄子天然的美味。

少油、少鹽、低糖，已經是現代人普遍的養生觀念，然而人們經常在美食與健康之間取捨不下。我覺得，透過調味以及烹調手法而創造出來的美味，與食材本身自然散發出來的美味，都值得細細去品嘗。當人們已屆中年，若能逐漸回歸到身心靈的養護工作，與食物之間保持更自然無隔閡的距離，那麼，除了防止慢性病上身之外，也未嘗不是一件「心靈養生工程」。

酌量攝取，百無禁忌

許多人以為，我身為醫生的妻子，本身又從事和健康相關的工作，為了追求健康，必然對飲食設下許多規則。然而，我自己卻偏愛自在隨意的生活方式，因此不為自己設立一大堆飲食的禁忌。我的想法是，若是要嚴格執行各種飲食禁忌，那麼生活中處處都要提心吊膽，但仍無法百分之百地確保健康，只是徒然增加心理壓力，反而對身體是一種傷害。

少鹽、少油、低糖，已經變成我日常生活的飲食習慣，而有時候因為飯局需要在外面用餐，食物口味偏重，反而會感到不太適應。我覺得飲食沒必要嚴格到完全無鹽、無油、無糖，像是糕點、咖啡、茶……等食物，偶爾品嘗一下也未嘗不可。

我身邊有些朋友因為害怕骨質疏鬆，因此戒掉以前很愛喝的咖啡，但我覺得似乎沒有必要。我常強調，所有的東西會對人體健康產生影響，其實關鍵在於「量」的問題，就像是喝咖啡的習慣，如果要喝到會造成骨質疏鬆的程度，可能要喝到一個很大的量，因此，除非已經被診斷為骨質疏鬆症，被醫生要求少喝咖啡，否則不需刻意戒除咖啡。

近年來，坊間盛傳喝紅酒可增進心血管的健康，主要是因為紅酒釀造的原料葡萄，含有豐富的葡萄多酚，再加上適量的酒精可以增進血液的循環，因此這樣的說法是成立的。

但我不鼓勵為了這樣的原因而飲酒，從另一個角度來看，其實葡萄酒當中也含有許多糖分，熱量不低；更何況，酒類飲品喝多了，還是容易對身體造成傷害。

在生活當中，只有香菸是我唯一完全謝絕的東西。到目前為止，應該沒有任何研究報告顯示香煙對人類的健康有何益處，而近期有新的研究報告指出，抽菸最可怕的其實是「三手菸」！

所謂的「三手菸」，就是當有人吸菸時，周圍的衣服布料、沙發椅套、窗簾，或是合成木板等建材吸收進去再釋放出來的物質。尼古丁產生化學變化後所散發出來的毒性，比一手菸和二手菸對健康的傷害更大。因此，我建議癮君子及早戒菸，這個決定不但是為了愛惜自己的身體，更是維護家人的健康。

鍋碗食器材質要慎選

減少不良化學物質的危害，也是現代人養生的課題之一。

在廚房裡，除了食材之外，烹調食物的器具也應該要慎選，當它們接受高溫、或高溫食物，若是品質不好，很容易釋出不良物質，危害到家人身體健康。如果家中廚房所使用的鍋子，加熱之後容易變黑、變色，那麼最好不要繼續使用，因為這樣的鍋子有可能是合金造成的，有害健康。

買鍋子寧願多花一點預算，精挑細選材質好一點的，一個好的鍋子可以用十年以上，是很值得的健康投資。

以前大家普遍使用的鋁鍋，經過科學證實，加熱後會釋出容易引起老人痴呆症的物質，但現在還是有很多地方用它來加熱食物，應該避免使用。

塑膠製品耐熱度低，我都會避免拿來盛裝熱食。保鮮盒也要看清溫度標示再使用；微波食物建議還是放進瓷器再微波，比較安全。

這些小動作實行起來並不困難，但若是平時就能多一點用心，那麼對於健康就多了一層防護罩。

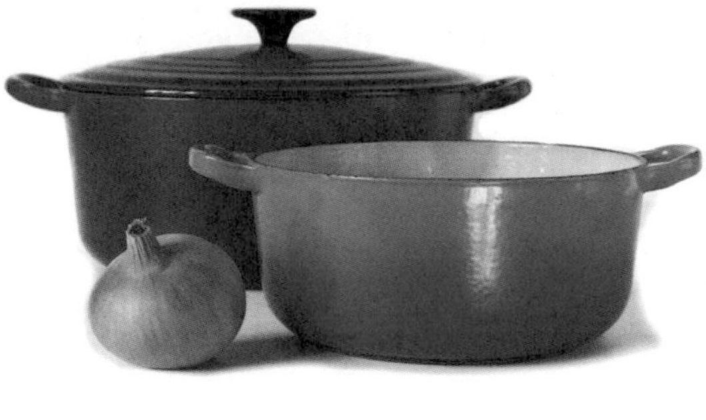

洗碗去汙，天然的最好

現代人已經逐漸了解，生活中的化學殘留藥劑對於人體傷害有多大，也盡可能在日常生活中採取必要措施，避開不必要的化學清洗劑。而因應這樣的需求，許多清潔用品公司也紛紛推出各種有機無毒的清潔用品，實際上是否有機無毒或許還有待商榷，但這無疑是邁向健康生活、愛護地球的一大步。

其實，廚房裡可能就有許多天然好用的清潔劑，而我最常使用的就是綠豆粉。不只是綠豆粉，一些粉狀的食品，像是麵粉、麥粉、小蘇打粉……都能夠藉由它們本身粉狀物體摩擦力的特性、以及吸附油汙的特性，將髒汙帶走。因此，如果家中有剛過期的麵粉、麥粉，先不用急著丟掉，可以用來洗碗。

廚房內的油汙，使用小蘇打粉和醋來去除，效果相當好。下水道的清潔，我會在要求潔淨之外也做一點殺菌的處理，像是噴一點來舒消毒液（LYSOL），它含有百分之七十的酒精，殺菌的同時也可以去除怪味。

隨時隨地動一動

吃得多，動得少，可以說是現代人健康的大敵。隨著年齡增長，新陳代謝減緩，因此談到養生，除了要吃得健康，運動也不可以少。

有位養生達人曾提出「一天走一萬步」的健康主張，如果能做到真的很好！像我先生就以此為目標，一天至少步行半個小時。如果很難達到這樣的目標，至少也要讓自己隨時隨地動一動！

有些人很熱愛運動，會定期安排時間做運動。來回花兩、三小時的車程去打高爾夫球，和朋友相約打網球，或是加入健身俱樂部，讓自己達到足夠的運動量，這是很好的生活習慣。

但也有很多人像我一樣，很難安排出完整的時間，把運動排進滿檔的行程表裡。因此，我很努力把握時間做運動，不讓忙碌成為

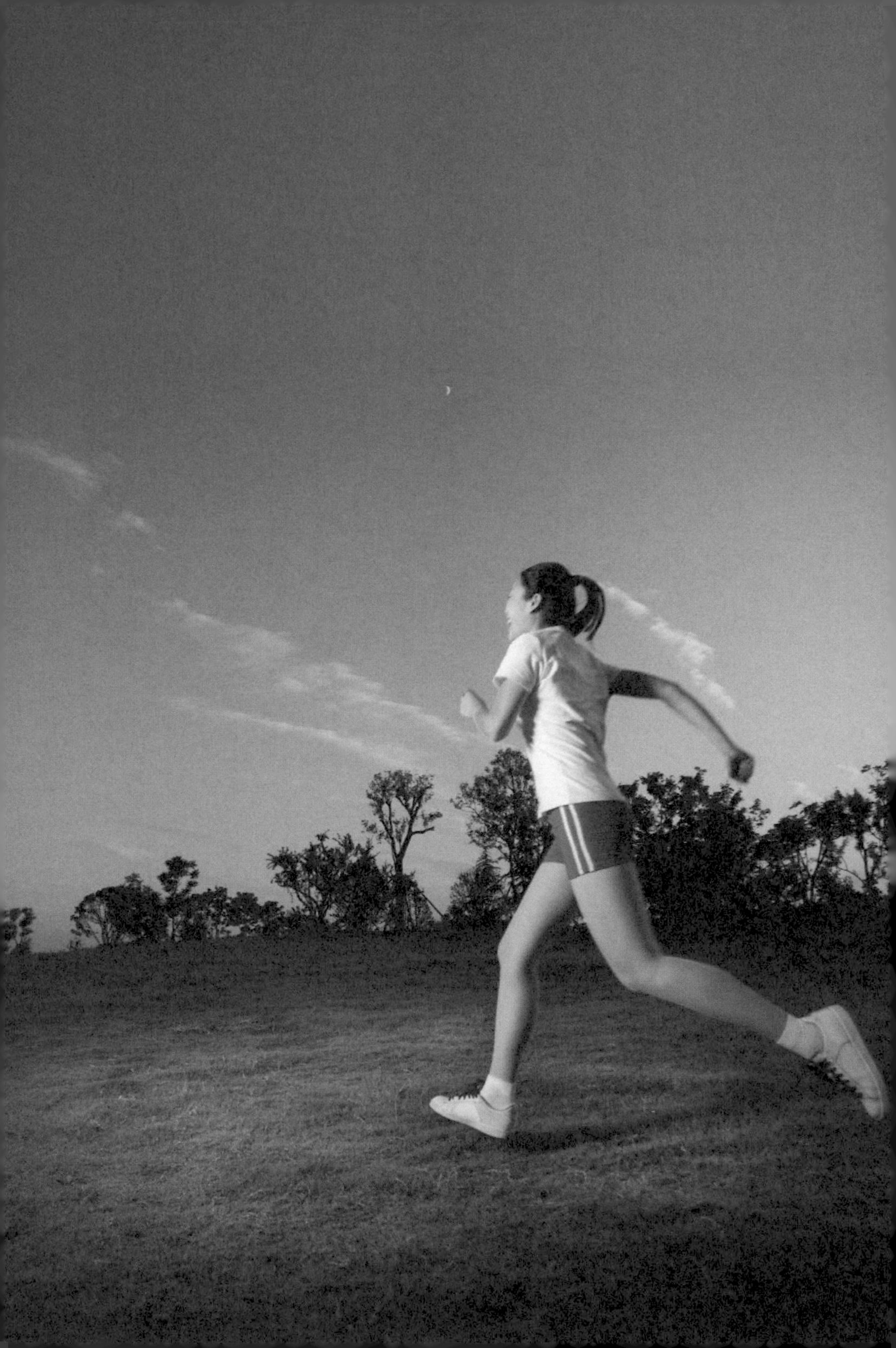

偷懶的藉口。

我總覺得，越是忙碌就越要懂得善用時間，在家接聽電話的時候，我會一手扶著餐桌，一邊把腳伸起來拉筋。開車時，我會拿起按摩球，邊開車邊按摩穴道。看電視時，我也很少乖乖坐著，而是劈劈腿、拉拉筋、伸展一下肢體。

用心善待你的身體

身體的狀況是會隨著年齡而產生變化的，如果不用心去看待它的變化，往往會失去保養身體的時機，健康就在不經易的忽視下悄悄流失了。

人在年輕的時候，為了學業、事業，追求夢想，讓身體默默承受了過多的壓力，只要它不出問題，往往也就不以為意。但是，到了中年以後，如果還是繼續這樣對待自己的身體，它可能就無法再默默承受了，而會發出一些警訊，這時必須認真而「用心」的、好好去善待自己的身體，讓它有充分的休息，有足夠的營養。

很多人身體不適，到醫院一檢查，才發現已經出了大問題。像是「突然」得了糖尿病、「突然」有了高血壓、「突然」中風、「突然」發現腫瘤……這些疾病看起來好像是突然發生的，其實不然；在疾病發生前，你的身體就已經提醒過你，只是被你忽略了。

有醫師說，癌症的病因可以追溯到十年以前，由不正常的生活飲食習慣所累積而成的。其實任何疾病都一樣，人不會在一夕之間突然身體變差，想要減少事後再來補救健康的遺憾，就必須用心了解自己的身體。

一般人可能對醫學知識了解有限，但是了解自己的身體其實不是一件困難的事情。像我如果發現眼睛不舒服或出現血絲，就知道可能是前一天搬重物所造成的，一般眼科醫師並沒有這樣的醫學理論，這是我自己的「身體經驗法則」，因此我會盡量避免這樣的事情，發生狀況的時候也不會緊張得亂了陣腳。

我也發現，要是哪一天多吃了鹽分高、味精多的食物，就會感到口乾舌燥，甚至頭痛，這就是我的身體對過量的味精所產生的不良反應，以後就會盡量避免接觸這些食物。

每個人的身體都是獨一無二的。醫學見解往往只是根據臨床研究報告所呈現出來的統計數字，給予多數人普遍有效的治療方法。我常說：「自己就是最好的醫生。」每個人都應該隨時了解自己的身體變化和身體需求，為自己的健康把關，擁有一套針對自己「客製化」的養生之道！

每隔一陣子，就會有人提出一些新的養生觀點，慢慢在坊間造成流行。我會抱著求知的心情去了解相關資訊，但不會一窩蜂的追隨。我也不鼓勵這樣的做法，因為它們的療效多半無法經過科學驗證，而且，在某個人身上有效的方式，未必在自己身上就會有效。對我來說，如果要花很大的工夫，並且改變原有的生活型態，努力去實踐一種無法證實效果的養生術，那是很困難的。別人的知識和經驗或許可以作為參考，但終究自己才是對自己身體最了解的人。

愛自己不怕老

如果對一百位女性發出問卷，問她們最害怕什麼？我想，「怕老」一定是女性恐懼排行榜上的第一名！

我當然也不例外，只是對我來說，老化這個問題不是那麼絕對，不光只是著眼於維持身材、外貌的青春美麗這個層面而已。

所謂的老化，不只是外觀的鬆弛、皺紋而已，醫學上可以提供的定義，其實是針對兩組細胞來做實驗，比較兩組細胞存活的時間，定義出「老化」的標準。若哪一組細胞存活得較久，就是比較「不老化」，另一組就是所謂的「老化」細胞。常常聽到有人開始喊老，都是在感慨自己記憶力變差、精神狀態不振、體力大不如前。然而，這些狀態也有可能是某一陣子生活特別忙碌疲累造成的，不見得就是你已經老化了，因此不必過度緊張。

女人對於老化的危機感，大多開始於「更年期」。一旦進入這個階段，因為賀爾蒙分泌的改變，膚質會變得較為粗糙；停經這件事情也讓人擔心自己將失去女人味，加上身體開始有些不適，像是容易躁熱、盜汗……等等，而感覺到體力明顯變差，不禁越想越驚慌：「天啊！我真的老了！」

這些更年期的症候群，如果調適得不好，真的會讓女人陷入身心的低潮。我自己算是比較早進入更年期，大約四十多歲就開始了，這可能和我過去曾經罹患甲狀腺機能亢進，造成內分泌失調有關。但是我在更年期所面臨的症狀比較輕微，我也會試著盡量放鬆心情，盡可能不讓它困擾我的生活，甚至去靜靜地體會這些人生必經的「變化」。

我覺得更年期就像青春期一樣，都是成長的一部分。建議女性朋友們不必太過擔憂，盡量以平常心看待，若是更年期症狀很嚴重，已經影響到正常生活，那麼可以到醫院尋求醫師的協助。

我從來不讓年紀成為一項包袱，其實，年齡只不過是一個數字，很多女人把年齡當作「不能說的秘密」，我一點也不避諱自己已邁入六十大關的事實。

隨著醫學的發達，生活品質的進步，人類的平均壽命早已大大延長，活到八、九十歲已不是難事，和四、五十歲就算老人的十九世紀比起來，現代人說「人生七十才開始」，一點也不為過。所謂的「老」，這個界線會隨著身體狀態和壽命長度而有所區分。換言之，如果有一天，人類的平均壽命延長到一百六十歲，那麼六十歲也才走到生命的三分之一而已，也就不算是老了，對嗎？

即使在同一時代，每個人在年齡上呈現的樣貌都不一樣。有些人才四十歲，臉上就布滿皺紋；有些人即使年過七十歲，皮膚還是非常緊實、有彈性。身體狀態才是最真實的，因此一個人是否「老」，不能以年齡一概而論。

我婆婆就是最好的例子，有一次她到公司來找我，我的員工全都驚為天人，還乘機提醒我在保養上要加油喔！

我婆婆是一位非常重視保養的傳統女性，在二十多年前，她的化妝盒當中就有滿滿的ARDEN面霜、眼霜、時光膠囊……等等當時最先進的保養品，她每天早上例行的保養程序，就可以花上四個小時，每個步驟都不會偷懶省略，一定會把自己打扮好才出門，在我和她共同生活的數十年間，幾乎從來沒有見過她素顏的模樣。

每次看見她自信美麗的樣子，我都可以感覺到，將自己的外表保養得青春美麗，就是她快樂的來源，我想，對許多女性來說也是如此吧！我真的相信，「天底下只有懶女人，沒有醜女人。」千萬不要因為覺得自己都年紀一把了，就不再保養打扮自己，多花一點心思愛自己，正是女人青春不老的關鍵！

聰明保養好皮膚

「愛美是女人的天性」，不過我建議愛美的女性們，除了皮膚的白皙、水嫩、緊實之外，更要注意皮膚的健康。

身為人體的第一道防護牆，皮膚扮演著舉足輕重的角色，它為人體的器官阻擋了各種病毒和細菌的侵擾；我們所使用的藥物，大部分藉由口服和注射兩個管道，才能在身體裡發生作用，就是因為皮膚會排除藥物干擾。許多廠商宣稱他們所研發的保養品能夠藉由皮膚吸收達到功效，但我們一定要了解這些產品是否經過皮膚試驗報告，否則那就只是商業宣傳手段而已。

最美麗的皮膚就是健康的皮膚，因此，如果想要擁有亮麗的膚質，首先應該注重清潔，其次就是均衡的飲食。至於其他的保養，多半是在保養「心」，保一個心安而已。

我沒什麼特別的保養秘訣，但是非常注重皮膚的清潔。用清水清潔皮膚是最基本的保養方法，如果想要維持皮膚保濕度，那麼用毛巾泡三十幾度C的溫水敷臉即可。我們的皮膚每天接觸外界大量的髒汙和灰塵，再加上排泄出來的汗液、代謝的老廢細胞堆積，如果沒有把這些汙垢清潔掉，皮膚就無法維持正常功能，甚至還可能引起感染發炎。一旦皮膚表面不乾淨，皮膚就要耗費更大力氣抵擋細菌侵害，所以清潔皮膚也是讓皮膚休息的好方法。這就和體內毒素一樣，所有從外在環境而來的毒素，都應該盡量被排除，身體器官才能維持正常的運作。

由於我本身從事生技業，對於保養的成分比較了解，很多人會拿著瓶瓶罐罐來問我，「這個成分有效嗎？」我都很難回答。因為問題不在於成分名稱，而是提供這個成分的來源，是否和當初實驗證明有效的來源，所提供的東西是完全一樣的。

就像同樣標榜玻尿酸的產品，很可能因為使用的玻尿酸等級不同，而效果差很多；同樣是水楊酸，由於供應商不同，也會有所差別。但如果供應商相同，就算品牌不同，效果應該也是相同的。只不過，每一家公司都會有不同的處方，也就是成分之間的比例配方，這是一種商業機密，我們很難得知。所以，我只能建議大家，選擇信譽可靠的品牌，品質應該會比較有保障。

攝取蔬菜和水果是保養皮膚不可或缺的。蔬菜當中的鹼性物質較多，能夠中和體內的酸性物質，將它們排出體外，維持皮膚的亮麗。至於對皮膚特別有幫助的食物有許多種，例如洋蔥，它能增強表皮細胞對血液吸取氧的能力，是幫助皮膚細胞修復的食物。

很多女性都把膠原蛋白當成保養聖品，會吃一些魚皮、豬腳類的食物來補充膠原蛋白。許多人常有個疑問，直接喝「膠原蛋白飲料」究竟有沒有美容效果呢？事實上，它的效果要能進入皮下組織才會有效。

維他命C可以美白，但主要還是取決於人體本身的吸收能力，無法吸收的部分會自然代謝掉，而我們平時從天然食物當中攝取的維他命C其實已足夠，並不需要為了美白，猛吃維他命C錠；除非無法從食物中獲取，才需要適時適量補充。

至於現在很流行打美白針，其中的成分其實就是維他命C。用打針的方式攝取維他命C並不會讓身體吸收得更好，過多的劑量身體也無法吸收，一樣會自然代謝掉；相反地，如果在身體代謝功能不夠好時施打，還可能在體內作用為碳酸鈣，反而會增加器官結石的機率，所以我也不建議常打。

近年來醫美風盛行，許多愛美的女性會藉由微整型來改善皮膚的狀況，像是施打肉毒桿菌、玻尿酸……等等。原則上，注射到身體裡的肉毒桿菌應該是沒有毒性的，因為這些肉毒桿菌必定是經過FDA藥用品檢驗合格才能上市；然而，有一些醫美診所為了節省進貨成本而採用地下藥廠所生產的肉毒桿菌，就可能在施打過程中發生意外。如果選擇合格的醫療診所，由專業的醫師來進行診療，施打肉毒桿菌應該還算是安全的。

至於施打這些美容藥劑究竟有沒有效果，則是見仁見智。這些藥品經過一段時間還是會代謝掉，而皺紋、鬆弛也還是會回來報到。因此我的觀念是，女人最重要的課題，還是要學習欣賞不同年紀的自己，那才是最長久實在的「美容之道」。

心靈也需要養生

好心情能提升身體免疫力，也能帶來正面思考的力量，這對於健康很有幫助。例如說，心情好的時候比較不容易暴飲暴食；心情不煩躁的時候，才有可能好好坐下來吃一頓飯。而這些生活中的小事累積起來，就會是健康的養成條件。

養生不能只談到生理層面，心理層面的修養也同樣重要。我不是心理方面的專家，但是有一些個人的心得，可以和大家分享。

我常說：「寬以待己」，對待自己要寬容一點，要學會原諒自己。在這個紛亂擾攘的世界裡，把自己當成一個傻子，精明能幹、不對外張揚是很好的處世智慧。傻一點，要求少一點，就不會讓自己的心常常鑽進死胡同裡。

做人心胸一定要寬，眼光才會遠大。有些人不喜歡和比自己優秀的人相處，總覺得相較之下，自己好像略遜一籌，但我卻很喜歡和聰明的人交朋友，因為他們身上一定有很多可以讓我學習的地方，就算相處時吃點小虧，我也覺得無妨，在吃虧過程中一定也會有所成長，反而是一種收穫。

多做善事，也是很重要的養心秘方。所謂的做善事，不是捐很多錢到慈善機關，而是隨時隨地觀察身邊是否有需要幫助的人，在自己的能力範圍內，付出心力去幫助他們。

我對小孩子有特殊感情，覺得每一個孩子都是需要疼愛照顧的，而當我們給予孩子足夠的愛，在不可知的未來，他們就有了創造愛的力量。有時候在公共場所，聽見母親大聲斥喝小孩，我都會主動上前去安撫母親的情緒，把孩子抱過來對他說說話。這只是一件微不足道的小事，但是卻能在一個孩子的心中種下善意的種子。如果孩子相信這個世界是充滿善意的，他們永遠都會記得將這善意散播出去，在人與人之間創造更多良性的互動。

在這個步調急促、追逐功利的社會中，如果我們能停下腳步來用心觀察身邊的人事物，這種能力也有助於提升身心靈的健康。

對我來說，維持身心靈平衡就是最美好的健康人生，與其每天戰戰兢兢的和各種醫療儀器的數值賽跑，不如用心滿足自己身心靈的需要。那麼你會發現，健康並非只掌握在具有醫療背景的專業人士，也在每一位用心愛護自己的人手上。

抒解壓力減少疾病

從學校畢業到現在，我一直是繁忙於家庭與工作的職業婦女，努力投入自己的事業，同時照顧好家人的生活，這不是一件容易的事情，因此我也深刻體會到每位職業婦女的辛勞與壓力。工作壓力曾經一度讓我產生甲狀腺亢進的問題，我因此時常提醒自己應該要過得更自在隨性一點。

每個人抒壓的方式都不同，我發現「享受獨處」也是很好的抒壓方式。我特別喜歡一個人搭公車、搭火車，沿路觀看窗外的景色。有時候我也會抱著好奇心到傳統市場裡，看看大家在市場裡是怎麼殺價、怎麼殺雞的？從中體驗另一種生活的樂趣。

從前，我常到國外開會，當與會的男士們在晚餐之後去續攤時，我就回到飯店享受片刻寧靜。有時，我會到飯店的shopping

area，欣賞櫥窗裡的時尚精品，仔細端詳那些設計有創意、質感又細膩的名牌商品，用一種欣賞極致工藝的眼光來品味它們。一有機會，我也喜歡去觀賞傳統戲曲、古典音樂和繪畫，徜徉在藝術領域裡，是充實心靈的一大饗宴。

偶爾跳脫出日常生活的模式，在這片刻，不當老闆、不當媽媽、也不當太太、媳婦，只和自己相處，做自己喜歡的事，就算是發發呆也好，就是一種抒壓吧！

不要讓管教成為親子之間的壓力

許多已婚女性都很擔憂子女的教養問題，有些人因此遲遲不敢生小孩，生怕小孩成為生活上的另一種壓力。

我喜歡和孩子們相處，而且絲毫不覺得是壓力。我很早就認知到，孩子的成長是相當迅速的，一轉眼，他們就會長大獨立，擁有自己的生活圈，甚至為了追求夢想而離開家裡。因此，我格外珍惜和孩子們相處的時光。我很少花時間對孩子說教，我們在一起的時候，幾乎就是玩樂，共同的回憶都是開開心心的。我覺得母親的角色並不是高高在上，而是陪著他們一起成長，在養育孩子的過程中，我也從他們身上學到很多東西。

記得我的小女兒唸小學時，有天早上爬不起來，我就走過去摸摸她的頭，問她是不是生病了，小孩子也不擅說謊，就「嗯嗯啊啊」地含糊回應。於是我就對她說：「那媽媽幫妳請假好嗎？」向老師請完假後，我又走到床邊，問她是不是好一點了，要不要一起去看電影呢？她就害羞地點點頭說好。

我常自嘲是一位懶惰的媽媽，既不會督促小孩唸書，也不會檢查她們的功課。我認為，「學習」是終生都要持續進行的事情，並非只在一天兩天的努力就夠了！如果說我對兩個女兒有什麼期待，那就是希望她們對於學習這件事一直保持著興趣，而且能夠藉由學習，不斷發掘這個世界上美好的事物。

有些太太們努力把孩子送往安親班、才藝班，我的孩子從來沒有這種經驗。我的小女兒在高一升高二時，就自己報名去參加托福考試，結果考了六百四十分，她會有這樣的成績，連我也感到驚訝！仔細想想，或許是我們剛從美國回到台灣的時候，我買了很多美國媽媽會說給孩子聽的床邊故事錄音帶，每天晚上播放給她聽，當時她雖然年紀還小，聽不太懂，但聽著聽著，逐漸培養出英語能力，以及正統的英語口音。

我也曾經邀請一位來自法國的交換學生，每週一次到我們家來吃飯，和孩子們用英語聊聊天。雖然雙方一開始在溝通上不是很流暢，然而當彼此逐漸熟悉之後，她們對不同語言文化產生了興趣，此後，她們也抱著好奇心，去學習法語、義大利文等等，甚至放下工作，去學習法式甜點。

我覺得與其硬逼孩子去學東學西，還不如給她們多元的成長環境，潛移默化之中，培養她們寬廣的視野，做一個有世界觀的人。

我先生在孩子還小的時候，把教養孩子的任務交給我，但他每天一定當個準時回家吃晚飯的爸爸，乘機和孩子聊聊天。孩子上大學以後，他開始當起姊妹倆的生涯顧問，該申請什麼學校、唸哪個院所，父女都會一起討論。現在我的大女兒在新加坡是美國法學博士及律師，小女兒在劍橋唸研究所，目前順利進入麥肯錫顧問公司當顧問。

為人父母的，能做的就是盡其所能地支持孩子，幫助他們努力找到理想並完成它，同時享受過程，這也是做父母最大的快樂吧！

面對疾病

人到了一定的年紀，身體器官已經使用了很長的一段時間，多多少少總有些大大小小的毛病。面臨疾病，我常告訴自己必須用正面的態度去面對，畢竟這就是生命過程中的自然狀態，每個人都需要培養一種「與疾病共存」的觀念。

衛生習慣是健康的關卡

每次有流行病疫情傳出，衛生單位就會呼籲大家，一定要勤洗手，我覺得這是很好的個人衛生習慣。避免病菌的感染，就是預防疾病的第一步。有良好衛生習慣、保持居家環境清潔的人，罹患疾病的機率，一定比不重視衛生的人低得許多。

在醫療環境還不夠發達的年代，抗菌藥物也不夠普及，因此才需要如此小心翼翼。但是現在時空背景大不相同，只要盡可能維持居家環境的清潔即可。

生活中，細菌無處不在。但人活在這個世界上，可以稍微放輕鬆一點，不需要為了看不見的細菌或病毒而過度煩惱，只要養成良好的衛生習慣即可，例如從外面回到家，記得先洗洗手；在家裡我也使用濾水器，將食用水先進行過濾，再煮沸食用。

健康的人都有一定的抵抗力，如果真的生活在無菌空間，反而會過度缺乏免疫力，一旦接觸到病菌，更容易生病。

糖尿病患者的甜蜜生活

我常應邀去社區大學、扶輪社等場合演講，許多人一聽到我的醫生娘身分，加上我的藥學背景，會特別請教我一些關於健康養生的問題。對於疾病，我的看法其實很豁達，人的身體就像車子一樣，用久了都會出毛病，差別只在於壞掉的是輪胎還是引擎；又或者是瞬間報廢，還是拖了十幾年。

一輛車只要開得夠久，到了一定的年份，難免都會有一些毛病。就像一個人只要活得夠長，多多少少都會有一些慢性病找上門，這些病大都不會有立即性的致命危機，但又會跟著你很久，因此，與其逃避現實、怨天尤人，倒不如學習如何與疾病和平共處。

尤其是慢性病患者，一定要學習如何與疾病長期相處，養成自我監測和健康管理的習慣。這一點，我先生就做得相當好。他本身患有糖尿病，每天早上都會拿專用試紙驗尿糖，這是糖尿病病患掌握病情最方便的方法。一般來說，如果檢測的尿糖數值不對勁，表示血糖數值已經有問題，應該馬上去醫院就診。

每天早上測量尿糖的結果，可以幫助糖尿病患者判斷前一天晚餐的內容是否適當。我和先生都是美食主義者，經常光顧各式餐館，我發現，如果前一天去的是較高檔的餐廳，隔天我先生測尿糖過關的機率往往較高。但是如果前一天吃下的是自助餐店買回來的現成菜餚，或是燒烤、叉燒、拉麵店買回來的熟食，第二天往往都無法順利過關。

糖尿病患者在飲食管理上確實需要特別注意，不過也不需要矯枉過正，而降低了日常生活的品質。有的患者因為怕吃到糖分而戒掉水果，真的沒有必要。

水果甜度大致可分為百分之八、十二、二十這三種等級，番石榴、番茄、蓮霧的甜度只有百分之八；葡萄、鳳梨大約是百分之十二；香瓜、香蕉都是百分之二十左右，有了這樣的概念，糖尿病患者可盡量選擇甜度低的水果來吃，甜度高的少吃一點，不需要因為怕有糖分，而完全不吃水果，反而造成營養的不均衡。

我很喜歡甜點，特別是巧克力，品嘗這些甜食能讓心情更愉快，為什麼不吃呢？只是市面上甜點和巧克力種類繁多，應該慎選。

巧克力的主要成分是可可豆，西班牙人當時將它磨成粉，再加入糖和水，做成飲料，後來又在裡面加入可可脂，就變成巧克力塊。最後，瑞士人用牛奶製作出現在市面上最常見的巧克力。

純度高的巧克力，牛奶含量和糖分都比較低，糖尿病患偶爾吃一些也無妨。90%以上的巧克力味道太苦，難以入口，70%～80%的黑巧克力是不錯的選擇。

為了讓先生也能享用甜品，我會自己動手製作。不使用一般的砂糖，改用阿斯巴甜（Aspartame)或E果糖、木醇蜜等來代替，兼顧口味和健康。

很多人為了怕致癌、引起腦神經病變而不敢使用阿斯巴甜，而食用它是否會造成不良的影響，其實還是取決在「量」的問題。在一份阿斯巴甜的研究報告當中指出，老鼠所攝取的阿斯巴甜量，是牠的體重的好幾倍重量，所以人體至少也要攝取相當於自己體重好幾倍分量的阿斯巴甜，才有可能致癌。如果只是酌量放一點來調味，應該不致對健康有直接的危害。

糖尿病患者也能輕鬆過生活

我常說，如果人一定要與某種病和平共處，糖尿病算是慢性病中比較「好相處」的，因為西方醫學對這個疾病已經了解很多，要控制它其實不算困難，除了必須控制澱粉和糖分的攝取，注意血糖值以外，它對正常生活並不至於有太大的影響。

很多人以為糖尿病一定來自遺傳，如果父母都沒有這個問題，就不需要注意，這是不正確的觀念。根據陽明醫學大學所做的研究，發現除去正常老化胰島素功能性有問題的糖尿病，以及遺傳性的糖尿病，糖尿病往往是自身飲食生活習慣造成的問題。

糖尿病是現代很普遍的文明病，據統計，台灣目前的患者就有兩百五十萬人，可見罹患率有多高！

糖尿病的治療，主要是控制血糖和避免併發症，西醫在這部分相當進步。除了有效控制血糖的藥品，也有各式操作簡便的測血糖機，患者可以在家中按時監測血糖值。施打胰導素專用的針器，也改良到像一支鋼筆狀，只需把劑量設好在刻度上，輕輕一按就可完成皮下注射，針頭比傳統針筒細且短很多，大大減低了疼痛感。患者只要按時服藥或打針，按時監測血糖值，加上飲食控制得宜，要和糖尿病和平共處，真的不難。

同樣的食物進入不同的人體，會有不同的代謝反應，所以，別人吃了沒事的東西，也許你吃了就會造成血糖過高。反之，也許有些患者不能多吃的，對你來說卻無傷，也就是說，每個糖尿病患者都應該有一份為自己量身打造的「客製化菜單」。

我建議糖尿病患者花一週到兩週的時間，每餐安排一些自己愛吃的東西，在用餐前和用餐後的半小時各測一下血糖，記錄一下所吃的食物內容，以及用餐前後的血糖數值，如此一來，很容易就可以發現自己在食用了哪些食物後血糖會偏高。例如，飯前的血糖值是一百左右，吃了一個香瓜後，就升為一百五十，可見它會讓你的血糖上升，這樣就可以了解各種食物對血糖造成的影響。盡量少吃讓血糖偏高的食物，而不需要和所有喜愛的食物徹底劃清界限。

如果自己不懂得判斷，也可以把這些紀錄拿去給醫生看，有助於幫助醫生更加了解病情，提供最適當的協助。

對於糖尿病的照護，我也會採行一些中醫的見解，例如煮牛蒡水給我先生喝。我會將牛蒡放入蒸鍋內，燉煮成牛蒡水，接著在煮飯或煮湯時加一點倒入鍋內，同時兼顧健康和美味。

在此，我要特別呼籲糖尿病患者，血糖過低比起血糖過高，更容易危及生命！糖尿病患者在病情控制還不穩定的情況下，有可能因為吃了降血糖藥，而使血糖一下子降得太低，這是非常危險的。因此，我建議糖尿病患者隨身準備一小包糖包在身上，當出現暈眩、冒冷汗等身體不適的現象時，就是血糖降得太低了，必須及時把隨身攜帶的糖包吃下，以免發生性命危險。

甲狀腺問題別輕忽

我當了數十年的職業婦女，從擔任外商公司主管，到後來自行創業開設生技公司，不間斷的工作、兼顧家庭，無形之中，其實承受了非常大的壓力而不自覺。由於每天需要應付的大小事情很多，長年累月下來，甲狀腺機能亢進的疾病便如此找上門來！還好，經過適當的治療已經獲得痊癒。

提起甲狀腺疾病，很多上了年紀的人應該還有記憶，大約在五、六十年前，烏腳病和甲狀腺腫大是台灣流行的區域性疾病。當時一位令人敬重的流行病學家，台大公共衛生學院院長陳拱北教授，他發現台灣婦女普遍有甲狀腺腫大（俗稱「大脖子病」）的問題，是因為飲食中缺碘的緣故。

當時大家的經濟情況普遍都不好，不可能有多餘的錢去買補充碘的藥品，於是陳院長便建議台灣製鹽工廠（現在的台鹽），在製鹽過程中加入碘，如此一來，也就解決了這個區域性疾病。

過去大部分的甲狀腺患者，都是甲狀腺機能低下的問題，所以需要補充碘，不過，現在整個社會環境和生活方式和以往大不相同，我們從日常生活中攝取的碘其實已經足夠，很多人反而出現甲狀腺機能亢進，也就是甲狀腺分泌過多的問題，這時就應該要控制碘的攝取量不能過多，必須少吃含碘的食物，像是鹽、海帶等。

根據統計，二十五歲前的女性10%都有甲狀腺亢進的問題，只是疾病沒有被誘發而已，一旦壓力過大，症狀就會顯現出來。

甲狀腺亢進常見的症狀包括：心悸、全身軟弱無力、手腳發抖、緊張、情緒不穩、失眠、怕熱、容易流汗、體重減輕、胃口增加、腹瀉、眼睛突出、女性月經不規則；甲狀腺機能低下則是會：容易怕冷、虛胖、容易便秘，無精打采、月經不規律、四肢肌肉乏力、肌肉疼痛、抽筋、睡不飽、皮膚粗糙、頭髮乾粗、臉部及身體浮腫、聲音沙啞、憂鬱……等等，如果有這些症狀，或是體重短期內發生異常變化，突然不明的發胖或變瘦，都建議你去醫院的新陳代謝科或內分泌科檢查一下。

甲狀腺是一種內分泌疾病，對身體各方面都會有所影響，剛開始的症狀可能不太明顯，以為只是最近太累，休息一下便好。等到症狀明顯時，往往已引起身體極大的不適，甚至危害到健康，因此，千萬不要忽視身體平常所發出的求救訊號！

不要被癌症打敗

以前的人一聽到罹患癌症，幾乎就等於被宣判了死刑，但醫學的進步讓癌症病人的存活率大大提高。現代治療癌症的途徑已不再用激烈的方式和癌細胞打得兩敗俱傷，而是嘗試如何控制它，然後與它共存。

我聽過不少癌症病患的例子，他們在得知罹癌後，完全不能接受，怨天尤人、自暴自棄，或是急病亂投醫，嘗試各種偏方，延誤了關鍵的醫療時機，反而加劇病情惡化。

癌症固然是可怕的疾病，但也不需要聞癌色變，與其因為恐懼而造成過大的心理壓力，還不如去了解它、預防它，萬一真的不幸罹患癌症，也能夠知道如何面對。

人為什麼會得癌症？簡單的說，我們可以把身體比喻為一棵樹，這棵樹生存了很久，便有可能因為細菌或病毒等種種原因，在樹葉、樹幹或樹根上長出一些小疙瘩。這些疙瘩就是腫瘤，有時是良性的，對身體的危害比較小，如果是惡性的，就是癌症了。

癌症的危險性，和它所發生的位置有關。這疙瘩如果長在樹葉上，像是乳癌，我們就要摘除這片樹葉，以免其他樹葉被影響；如果這疙瘩是長在樹幹上，像是大腸癌，不可能把樹幹給砍掉，那麼我們就要想辦法刮掉它；如果是長在樹根上，像是血癌，那是一棵樹生命的根本，總不能把樹連根拔起吧！所以，到目前為止，血癌還是醫療上比較棘手的一種癌症，醫生只能盡力幫助病患，一起與死神拔河。

癌症是一種能掌握死亡時間的疾病

「面對死亡」是人生必修的一門功課，每個人從出生的那一天起，就開始走向離開人世的這條路。還好這條路對大多數人來說，都相當長遠，讓我們有充分的時間來預備。我認為，這種生前的準備是非常重要的，不要害怕面對死亡，或觸及這個話題，這樣才不容易留下遺憾。

癌症病患相較於重大流行病、猛爆性肝炎，或是中風、心肌梗塞這類可能導致患者突然撒手人寰的疾病，至少可以依照病情，預估可能的存活期。也就是說，癌症是比較可以掌握死亡時間的一種疾病。這一點，對癌症病人而言，至少可以有更足夠的時間來做生前準備，也可以盡可能去安排自己如何度過餘生。

近年來，醫學界致力於癌症的研究與藥物研發，治療的方式可說是日新月異，多數的癌症都可以得到控制。只要發現得早，治癒率更是逐年升高，讓癌症患者不只延長了壽命，生活品質也大大提升。

我認為不需一味盲從地治療，而是更仔細的研判病情，依病患本身的生理條件，來評估對其最適合的治療方式，甚至是選擇進入安寧照護的階段。

以我的家人為例，只要是年過七十歲才發現罹癌，我們多半都選擇在切除腫瘤後，不做其他治療，只事後定期追蹤，因為到了這樣的高齡，身體狀況可能都已經禁不起化療等等過程的折磨。我的祖母在七十多歲時罹患大腸癌，切除癌細胞後，她沒有做化療，一直安然的活到八十多歲，才因為其他疾病離開人世。

我父親去年發現有攝護腺癌，原本的病情並不樂觀，甚至被預估可能只有兩個多月的壽命。當時我先生所任職的萬芳醫院，剛好有「光子刀」這項新的治癌設備和技術，我們就決定讓他試試看。雖然目前健保沒有補助，手術費用也不低，但治療效果相當好，對身體的傷害又小，很快就復原了，如今我很慶幸當時為父親做了正確的選擇。

我在這裡要和大家分享一個觀念，遇到重大疾病，真的要多方打聽，慎選一位好醫師。不只醫術高明，還要願意花時間去充分瞭解病情，懂得站在患者的立場，給予最好的醫療建議，而病患和家人也應該懂得考量病患本身的狀況，才能做出最佳選擇。

良好的醫病關係

有句話說：「人生一定要有三師：醫師、律師、會計師。」醫師在一個人的生命中，扮演著極為重要的角色。我想，有的人一輩子都沒碰過律師，也未必都有機會用到會計師，但沒有人一生都沒找過醫師治病。

大家都知道生病了要看醫生，我則強調，要看「對」醫生。執業醫師都經過嚴格的專業檢定，醫療的專業知識多具備一定的水準。但為何同樣的疾病，碰到不同的醫師，還是會有不同的醫療方式，和不同的醫療效果？其實一位好的醫師，除了擁有醫術與醫德之外，和病人之間的溝通是否足夠讓他做正確的判斷，也是一門學問。

在英國工作期間，我深深體會到家庭醫師的好處。在英國，生病時一定要先看家庭醫師，有些小病在這個階段就可以醫治。如果有必要的話，家庭醫師再將病患轉診至大醫院，如此一來，病患就不容易選錯科別，看錯醫生。此外，英國醫療體系還有「社區聯合診所」，病患也可以根據家庭醫師的建議，到社區醫院看專科醫生，即時診治。

關於用藥，你有知的權利

我畢業於台北醫學院藥學系，在隨先生赴英國倫敦大學深造期間，曾在當地擔任臨床藥師的工作，這段經驗讓我體會到藥劑師在國外醫療體系中所受到的重視。

在台灣，藥劑師的地位和醫師相差懸殊，但我在英國當臨床藥師的時候，和醫生的收入相距並不遠。

依照英國的慣例，病人在看醫生之前要先去找藥師，請藥師將他們所有用藥資訊、用藥歷史都整理好，一切照SOP（標準作業流程）辦理。為了維持醫療品質，藥師一天最多處理八位新的病人。

從前的台灣，由於醫師的地位崇高，病人往往不清楚醫生開立了什麼處方，只能照單全收。加上病人常覺得花了那麼多錢看醫生，一定要拿藥吃才夠本，結果常常把紅紅綠綠的一大堆藥從醫院帶回家。但我發現，英國的病人對於自己所服用的藥物種類和功用都十分了解，這點值得我們學習。

後來我回到台灣，擔任藥劑師公會理事，開始大力呼籲相關單位，病人在用藥上有「知」的權利。很慶幸地，我參與了一連串要求醫生釋放處方箋的抗爭活動，也獲得了一些成果。目前國內法令已明文規定，醫師必須在病歷上清楚寫明藥物名稱，這種「用藥透明化」的做法，促使醫師在看診上特別謹慎，加上現在網路資訊發達，病人要查詢藥品的相關資訊相當便利，也更能夠掌握自己的用藥狀況。

由於藥包上都會清楚標示著：藥品名稱、作用、用藥方式、副作用，讓病患知道更清楚的資訊，就算身體有何不適，也可以知道是否來自用藥的副作用，而不至於太過驚慌。

我認為一個健全完善的醫療體系，應該讓藥師提供最佳的諮詢與建議，針對服用後的生理變化、藥物的交互作用等，作為調整用藥的參考依據。走向醫藥分別的制度，是有其必要性的。

關於用藥，病人絕對有知的權利，醫院在領藥處通常都設有諮詢站，下次就醫時不妨善用這個服務，有任何問題都可以直接向藥師請教，更可以向你的醫師反應，千萬別讓你的權利睡著了！

中藥好還是西藥好？

身為專業藥師，我經常被問到：「站在藥學專業的立場，妳認為吃中藥好？還是西藥好？」或是：「中藥真的比較不傷身嗎？」

這個問題其實很難回答，因為，中藥和西藥都有很多種，不能一言以蔽之的論斷孰好孰壞？以目前的狀況，我只能說西藥的成分和副作用標示都比較明確，比較容易選擇。中藥當然也一定有它的用處，但是以「治病」的觀點來說，我還是以西藥為優先，吃西藥可以好的病，我就不會服用中藥。

「中藥不傷身」這個觀念，我並不認同，很多人都說西藥是毒，其實不只是西藥，即便是中藥、生活中常見的食物也充滿著毒素，只要過量就有可能傷害身體。我一直強調，所有的東西都有它的作用，關鍵取決於如何使用，以及用量的多寡，如果使用得當就可以發揮好的療效。

中藥並未刻意針對其副作用做出標示，這並不代表沒有副作用。需要吃中藥的時候，我反而更加謹慎，因為中藥通常需要服用較長的時間，副作用相對可能累積得也比較多。另外，種植中藥的產地若沒有加以規範，農藥和土壤中重金屬的含量也無從管制，這些問題都值得注意。

如果一定要服用中藥，我會盡量買藥材回家自己熬煮，至少可以做好清潔的工作，也比較能掌握熬製過程的安全性。經過提煉的科學中藥，是近年新興的中藥型態，提煉的方式各有不同。

以日本「津村製藥」的四物湯為例，是用水熬煮後，揮發急凍為粉末。中藥有效的部分究竟是湯還是渣呢？製作過程不同，效果差異也很大，如果一定要服用，建議選擇有信譽的藥廠出品的中藥，會比較可靠。

黃耆為男性助孕

不孕症是現代人常見的疾病。根據統計，35％的男性不孕症，都是因為精子活動力太低的緣故，有些是遺傳因素，有些則是生活壓力和飲食習慣造成的。此外，年輕時用各種方式避孕的女性，日後要懷孕的機率也會降低。

中國人對於養生和壯陽一向特別講究，因此，我們研究團隊希望能從傳統中醫的古老智慧，找到對精蟲活動力有幫助的方法。他從數十種中藥的研究中，發現咖啡、黃耆對增強精蟲活動力有幫助。尤其是黃耆，它不只能促進精子活動力，對血液循環也很有幫助。

我曾經有兩位朋友深受不孕症之苦，嘗試了許多方法都沒有用。當他們來我家時，我就教他們喝黃耆茶。過了不久，兩位都傳來抱子佳音。

中醫是老祖宗自幾千年前流傳下來的智慧結晶，雖然我們所學的是西醫，但對於中醫的療效也樂觀其成，很希望有真實療效的中藥能夠正式上市，但是目前世界上還沒有一種中藥配方正式成為合格的醫療藥品，中藥要得到ＦＤＡ美國食品藥物管理局的認可，還有很長的一段路要走。

川七的神奇功效

傳說中國有一種紅色的救命仙丹，在人們因心肌梗塞而即將死亡之際服下，能使人起死回生。這種紅色的救命仙丹，就是「川七」，也就是雲南白藥的主要成分。

「川七」為何有這樣的神效？以現代的醫學來看，是因為其中含有能夠行血、活血的成分，讓心肌梗塞者凝固的血液獲得流暢。

中國有許多養生之道是美國人難以理解的，例如中國人講究行血、活血的養生方法，對美國人來說就是一大困惑，他們認為：血液不就是在體內一直流動著嗎？

人體當中的微血管很狹窄，那麼，紅血球要如何通過這些微血管，使血液循環正常運作呢？一位美國教授經由實驗發現，紅血球在通過這些比它體積更狹窄的微血管時會擠壓變形，用扭力讓自己通過這些微血管。

中國人所說的行血、活血等養生方法，主要就是在加強我們身體內紅血球的扭力，使得它們更順利通過這些微血管。紅血球在通過微血管的過程中是否順利，可透過科學方法，測量血流速度的數值來表示。因此，我先生和這位美國教授共同主持了一項研究，以各種中藥在老鼠身上做實驗，向美國專利局證實，川七具有良好的行血效果。

中藥無法國際化的原因

在台灣，每一種醫藥用品上市之前，都必須取得美國食品藥品管理局（FDA，U.S. Food and Drug Administration）的認證，在市面上可以買到的成藥，或是醫院所開給病患的西藥，也都必須通過台灣衛生署的嚴格把關。

西藥在通過FDA的過程中，必須提出完整的醫學研究報告，和足夠的臨床實驗證明，評估其療效與相關的副作用，才能合格上市。相對來說，西藥比較科學，也比較有保障。

中藥則幾乎都沒有FDA的認證，其中最大的原因就是FDA所設立的合格條件，是專屬歐美人能理解的科學證明。

為什麼美國人無法理解、認同中藥呢？主要是因為中藥當中含有多種成分，而很少人能證明，真正能治療疾病的元素是哪一種？舉例來說，靈芝是中國人都知道的養生聖品，傳說中能夠使人長生不老。但是，究竟是靈芝中的什麼成分具有這種療效呢？如果無法提出治療證據，就無法得到ＦＤＡ認可，自然也就無法普及全世界了。

不僅如此，中藥材多半自植物、動物等天然成分中取得，不像西藥能夠依照統一標準大量製造，因此ＦＤＡ會提出很多質疑。

醫藥 Q&A

我從藥學系畢業後，曾在美國Park Devis藥廠擔任處長，也在英國倫敦大學附屬醫院擔任藥師，到現在創立生技公司，一直從事醫藥相關的工作。正因為如此，我深切體悟台灣民眾對於藥物知識的缺乏，以致愛亂買成藥的風氣盛行，對身體造成難以彌補的傷害。

每次聽到有人以「洗腎王國」來形容台灣洗腎人口眾多的現象，我總感到相當難過，很希望有機會能夠和大家分享醫藥常識。

關於醫療用藥的知識，相信大家有很多疑問，在此將一些常見的問題整理如下，希望能夠釐清大家的疑問。

輸血會感染疾病嗎？

輸血，通常都是發生在不得已的緊急狀況下，此時保命是第一考量，至於相關的風險只能在捐血篩檢時，盡量做好把關。大部分經由血液傳染的疾病，像是愛滋病等都會在此時被篩檢出來。而不在篩檢項目範圍的疾病，就無法百分之百保證了。

接受輸血是很有風險的，如果可以的話，最好由自己的家人中血型相同、經過檢驗者當然是需要透過血庫來提供血液，比較安全。

疫苗是安全的嗎？

疫苗的製作技術越來越進步，安全性與效果也相對提高很多。H1N1疫苗事件曾一度鬧得沸沸揚揚，造成民眾的恐慌，其實是沒有必要的。如果我們認識疫苗的製成以及認證過程，或許就不會如此恐慌。其實無論是國產疫苗，或是進口疫苗，一樣都需要經過美國FDA繁複、嚴苛的認證過程，並且有一定的臨床研究，因此安全性應該是不需要擔心的。

一個國家一定要有自製疫苗的能力，否則一旦流行病的疫情擴大，其他國家又無法提供疫苗的情況，便很難保護國民的生命安全。所有疫苗就和所有藥品都一樣，有可能因極少數人本身體質或身體狀況的關係，而產生不良反應，不過這個機率是相當低的，對於大部分的人來說並不會有大礙。在施打或服用疫苗時比較需要注意的是孕婦和幼童，因為藥物實驗都是把孕婦和幼童排除在外，施打之前一定要先詢問醫生的意見。

「預防絕對勝於治療」，只要是有疫苗可以防制的疾病，都應該在經過醫師評估後接受施打。避免感染疾病的風險，遠比擔憂疫苗可能造成身體的不良反應更加重要。想想看，如果造成全民恐慌、致死率極高的SARS，在當時有疫苗的話，是不是就不會蔓延成那麼可怕的疫情呢？

近來政府也提供全台灣的國中女生施打子宮頸癌疫苗，這個疫苗針對比較容易引起子宮頸癌病變的七種病毒來做預防，成本相當高，如果自費的話一個人就需要一萬元，目前是分為三劑，免費施打，防禦效果可維持十五年之久。全美國的小學生、初中生都早已全面施打。我建議女性同胞們，為了自己的健康，也應該去醫院施打這個疫苗。

藥品做成膠囊或藥片有差別嗎？

其實，藥品做成不同的形式都有它的原因。

不同的藥由不同的化學成分製成，也會有不同的化學作用，而為了達到最佳作用，藥廠會以不同的形式製成。像是需要在胃裡被消化吸收的藥物，會被包在胃膠囊中；而需要到達小腸才吸收的藥物，則會包在腸膠囊裡。

這些不同膠囊可以減緩藥物直接被吸收的時間，因此如果把膠囊改成藥片，或是拆開以藥粉形式直接吃，很可能會造成胃部不舒服。

除此之外，以什麼形式來製藥，也會影響到配方的安定性；至於藥物飯前或飯後吃，也都有它的原因，最好遵照醫師及藥師的說明指示服用。

如何保存藥物？

藥劑的保存，最好是放在乾燥陰涼處，除非有特定要求，否則不需要放在冰箱裡。

藥品的保存期限很重要，在服用之前一定要看清楚有效期限，因為藥物一旦過期就會產生化學變化，吃了可能導致嚴重的後果，千萬要小心！

我也建議大家，每隔一段時間就過濾家中常用的外用藥，適時增加不足藥物或淘汰過期藥物，以免突然需要急用時卻無藥可用。

若有過期不吃的藥物可以拿到藥房回收，避免環境污染。

慢性病用藥該注意什麼？

慢性病患的用藥，相較於一般人，要注意的事項更多。因為他們都是長年累月的服用藥物，絕對需要對自己吃下的藥有所了解。

慢性病多半無法完全治癒，因此藥物的功能在於控制身體的狀況。而服藥的基本守則就是一定要依照醫師指示，如果沒有醫師的許可，不能隨便停藥；更不能隨意更改劑量，或是有一餐沒一餐、斷斷續續的吃，否則會影響到醫生對病情的判斷，以為藥物劑量不夠，便持續增加，反而造成身體更大的負擔。

找到一位好醫師，對於慢性病患者格外重要。我一直強調用藥的劑量很重要，一位好的醫師會不厭其煩的在病人服藥期間，定期為病人驗血檢測，觀察病情變化來調整劑量，或是更換藥物，替病人的用藥做好把關。

慢性病用藥都是長期服用，相對地也比較會產生藥物的副作用，又因為無法停藥而難以消除，所以，慢性病新藥的研發都是以最小的副作用、最大的療效為目標。

抗生素怎樣避免抗藥性？

抗生素一定要按時吃，才能維持藥效。

例如，每六小時服用一次的抗生素，時間一到就必須準時服用，這樣才能維持血液中的藥物濃度，達到對抗病菌的效果。如果超過時間，病菌很容易增多，無法達到抑制的效果，如果幾次不按時服藥，病菌就會產生對該藥品的抗藥性，吃再多也沒用了。

所以我建議需要服用抗生素的患者，最好能夠把一次療程的藥都按時吃完，把病菌完全消除。

止痛藥有害嗎？

止痛藥也是現代人經常使用的藥物。網路曾經流傳不要吃止痛藥的說法，說是藥物會囤積在體內，我認為是無稽之談。人體都有代謝的能力，止痛藥也一樣會自然被代謝掉。一般的止痛藥，像是常見幾種可以減輕頭痛、經痛的止痛藥，除非患者對該藥物有過敏的紀錄，不然在疼痛難耐時，吃止痛藥來減輕痛苦，沒有什麼害處。只是止痛藥治標不治本，如果經常有疼痛的狀況發生，還是得求助醫師，找出真正疼痛的病因，才能對症下藥。

服藥一定要配開水嗎？

大家都知道服藥一定要配白開水，為什麼白開水是服藥時最好的選擇？這是因為做藥物實驗時，使用的都是用白開水，比較可以確知它對藥物的作用。

至於牛奶、咖啡、茶、果汁等，比較不適合拿來配藥，因為這些飲料的成分都比白開水複雜，可能會和某些藥物產生化學變化，因而影響到藥效。例如，鐵劑就絕對不能配牛奶喝，尤其是三價鐵，會被牛奶給箝制住，而使人體無法吸收。

吃藥時以白開水服用，會幫助藥物的吞嚥，也有助於藥物溶解，因為單靠胃酸來溶解藥物，可能速度會比較慢。而溫開水是最好的，它可以幫助藥物釋出，如果家中只有冰水，盡量等待它回溫之後再服用。

藥物都有副作用嗎？

現在的藥袋上都會清楚標示可能引起的副作用，請不必為此感到恐慌，因為那些看起來可怕的症狀，大都只會在極少數人的身上發生，多半停藥後症狀就會消失。倘若因此而不敢吃醫生所開立的藥方，反而會耽誤病情。

原則上，一個有效用的藥物都具有它的療效，同樣的，服用者也必須承受它帶來的若干副作用。各大藥廠致力於新藥的開發，就是以製造出療效最高、副作用最低的藥品為目標。

用藥是一種藝術，用得好或不好，就在於劑量的掌握，如果能調整到藥效最好、副作用最低的劑量，就會讓副作用的傷害減至最低。所以我常說，用藥用得好的醫生，就是好的醫生。

吃安眠藥會上癮嗎？

在緊張又繁忙的現代社會裡，許多人處在高壓的環境，卻找不到適合自己的抒壓方式，因而產生了失眠問題。

一些需要服用安眠藥才能入睡的朋友會問我：「安眠藥吃多了是否會上癮？」

我的答案是，如果長期服用安眠藥，確實會有成癮性。

除了失眠患者之外，現在也有很多人使用安眠藥來調時差，但我認為，除非第二天有極重要的事，晚上非得有足夠的睡眠不可，否則，還是以自體的生理時鐘自然調整比較好。

特別要注意的是，有些安眠藥的副作用會使人在第二天醒來時還是處於半睡眠狀態，頭腦不清醒，動作也變得遲緩，其實是滿危險的情形。

近年來很流行吃一種褪黑激素的藥物，那是一種能讓體內細胞以為正處在夜間，而達到睡眠效果的藥物，這類藥物還是有副作用，宜謹慎使用。

如果希望生理時鐘自然運作，那麼最好的方法，還是盡可能不要讓身體在極為疲累時超時工作，不但傷身，也會干擾生理時鐘的自然反應。

感冒是不是不用吃藥？

「感冒不需要看醫生，也不需要吃藥。」是網路上流傳的說法。

基本上，這個看法是對的，也是不對的。

感冒不用吃藥的論點，是因為感冒是由病毒引起的，如果這次的感冒需要十天才會好，患者不會因為吃了藥就馬上好。如果在這個過程當中，病人不看醫生也不吃藥，只要沒有引起肺炎等併發症，而且患者挺得過鼻水和咳嗽，最後還是會自然痊癒。在醫生所開立的抗生素處方當中，有的能幫助抑制病毒，但是感冒天數並不會因此而從十天縮短成七天。

至於感冒需要看醫生的論點也是對的，因為醫生所給的藥多半能減輕患者不舒服的症狀，讓鼻水不再流個不停，咳嗽不要咳到流眼淚，影響到生活作息。

但是，現在的感冒病毒變得比以前複雜許多，所以我建議感冒時還是要趕緊去看醫生，比較不會拖延病情。

一般感冒雖不會致命，但最怕的就是引起肺炎、心肌炎等併發症，如果因感冒而罹患心肌炎，甚至導致患者在兩、三天死亡，後果很嚴重，不可不慎。

吃抗憂鬱劑會變笨嗎？

我聽過有些人心情稍微不佳就吃「百憂解」，漸漸養成依賴性，這是很不好的習慣。因為大多數的抗憂鬱劑會抑制中樞神經，讓頭腦不要胡思亂想。相對的，這種作用也會使我們的思考變得比較不靈活。因此，好的醫師不會隨便開這類藥劑給病患，而且即使有需要使用這方面的藥物，醫師也會在用藥前，根據病患本身的狀況做多方面的評估，所以建議患者千萬不要自行服用這類藥物，應該請醫師做適當診治。

該吃保健食品嗎？

近年來，健康食品產業蓬勃發展，各式各樣強調療效的健康食品，琳瑯滿目。有些人甚至一天就要吃上十幾種健康食品，但這樣其實會造成身體的負擔。

大家都知道，沒事不要亂吃藥，藥都是有毒性的。維他命也是一樣，吃多了也會有副作用，像是維他命B群吃太多會口乾舌燥，因此如果要藉由攝取維他命B群來紓緩疲勞，那麼天然食物中的大蒜中也有這些成分。

如果要改善眼睛不適，可以多吃含有青花素、維他命A、D、紅蘿蔔素的食物，不需要刻意補充維他命。

我自己很少吃健康食品，我認為，有病就趕快看醫生，需要補充什麼營養素，就盡量從食物中攝取，如果真的從食物中比較難以取得，才得依身體需要，藉由健康食品來適量補充。

時下風行的酵素，我大概一週會吃個兩顆，因為人體本身就有很多酵素，不太需要額外補充。除此之外，紅麴膠囊已經證實可以有效降膽固醇，公賣局就有得買，我也會吃一些。不過要注意的是，紅麴膠囊並不是降低膽固醇的萬靈丹，膽固醇如果高過兩百五十，就應該要請醫生診治開藥了。

至於應該如何選購保健食品呢？我觀察市面上很多健康食品的成分，原料及製作來源的標示也不盡清楚，因此大家可以多比較一下，如果一定要購買健康食品，建議還是選擇有公信力的廠商，會比較有保障。

廖麗瑛不藏私的養生秘方：身心協調的美好生活

一個醫師家庭主婦的心聲

身為醫師，理應是最懂養生的人，但卻也是最難實踐養生方法的一群人。

醫師較一般人更了解身體的運作和疾病發生的原理，當然更應該知道如何趨吉避凶，也更有能力去照顧自己和家人的健康。然而，大家有所不知的是，醫院的臨床工作夜以繼日，以至於醫師經常三餐不定，很少休息，也難得運動。醫師的工作需要不斷充電、做研究，因此僅有的假日，也往往排滿了各種研討會議的行程。

身為站在醫療前線的醫師，我們經常被要求擁有鋼鐵般的體力和毅力，被稱為「鋼鐵醫」一點也不為過。但是，即使是鋼鐵，不保養也是會生鏽的。

我從唸醫學院開始就習慣過著「日夜操勞」的生活，年輕時並不覺得難以應付，但是一過了中年才了解，原來一個人的青春、精力與健康，是以讓人如此驚惶的速度在流逝。不知不覺中，我發現自己說話的速度漸漸變慢了，音調也下滑了好幾度，對於自己的身體愈來愈陌生……

參與撰寫這本書或許是個契機，讓我這顆在工作上始終不停旋轉的陀螺開始思考：何謂養生？該如何養生？

我不僅是醫生，也是一名職業婦女，長期在家庭與工作之間「蠟燭兩頭燒」，忙得人仰馬翻。因此，我個人的經驗特別適合提供給平常工作壓力大，又必須肩負照顧家庭責任的職業婦女參考。

對於她們而言，家人的舒適、成就以及平安健康是最在意的事情，只是在忙碌的工作之餘，她們往往忽略了照料自己的身心健康需求，怎樣能在日常生活中顧及家人的健康，同時又能保養好自己，打理出讓自己歡喜的內在和外在，是值得職業婦女們深思的課題。

此外，「患者永遠是醫生最好的老師」，身為醫師的我，多年來有幸從患者身上學習到一些東西；回首來時路，也漸漸理出一些身心靈的保健心得，希望能和讀者們切磋分享，一起為自身和家人的健康而努力。

養生之道

首要保持好心情

多年來，學者專家們不斷試圖從百歲人瑞身上找出一些長壽的秘訣，結果卻發現，他們幾乎都不刻意養生，生活也未必過得優渥舒適，甚至還有一些不合於養生原則的嗜好，像是抽菸、喝酒、飲食不忌口……等等。而綜觀他們的共通點，就是隨遇而安，輕鬆自在過日子。

快樂和放鬆真的很重要，原來長壽的人除了天生擁有好基因外，他們怡然自得的生活態度和容易知足的個性，正是後天努力使自己長壽的秘訣！

大家都知道，女性比男性長壽。我常聽女性長輩們說，覺得自己很好命、很幸福，倒是鮮少聽聞男性長輩如此表示。因此，我想女性刻苦耐勞與知命惜福的普遍特質，或許也是女性較為長壽的原因之一。

有研究發現，笑得多的人比較長壽，因此鼓勵大家時時大笑三聲。其實，能讓人打從心裡笑出來的愉悅和快樂心情才是重點。一個人的健康狀況常受到個性的影響，有的人很有幽默感，笑口常開；有的人看事情老往壞處想，經常眉頭深鎖，而我從多年行醫的經驗中發現，那些能夠以比較平穩的心情來面對疾病，並且積極配合治療的患者，往往會出現超乎醫師們預期的療效。所以，關於身體健康，即使基因決定了大半，但有些部分還是可以靠後天去努力改善的。

養生請放輕鬆

多年的醫療工作，讓我接觸到形形色色的病患。有些人非常注重健康，一聽到什麼養生方法，就會要求自己嚴格遵循。他們對於健康過於斤斤計較，卻未必能達到期望的效果。

我觀察這些人後，發現問題其實不在於養生方法的對錯，而在於看待養生的態度。因此，我通常會勸他們：「放輕鬆一點！」

有位長輩年過八旬，仍然精力充沛，外表也打理得很好，但他自嘲自己是個老菸槍，身上還裝了許多心臟支架，一些生活習慣也違反一般人所謂的健康養生原則。但他的個性樂天知足，對生命充滿了熱情，因此即使已屆高齡，每天仍然神采奕奕的過日子。

我認為，養生的目的不僅是要讓自己活得久，還要活得好，擁有良好的生活品質，充分發揮自我，過一個精采而滿足的人生。養生也是一種實踐，只要抱持著正確的觀念，朝向對的方向前進就好，千萬不要讓養生成為一種「壓力」和「負擔」，保持輕鬆愉快的心情十分重要。

每個人的體質不同，有人天生就擁有能夠長壽的相關基因，有人天生血脂高、血壓高，或較容易罹患糖尿病、癌症等等病症，這些先天因素都不是我們所能控制的。我們能做的，是盡量多了解自己的身體狀況，依照自己的體質來調整生活的方式，必要時加上適當的藥物或治療來維持身體機能健康。

家族病史、個人體質與體檢對養生的重要性

個人體質與家族病史很重要

基因決定了我們身體的基本條件，所以務實的養生之道就是：依照先天體質，調整生活習慣，預防疾病的發生。

想要了解自己的體質，除了做身體檢查之外，熟知家族成員的健康狀況也是必要的。

醫師看病時詢問家族病史是常規，因為家族成員都有相近的體質，容易出現類似的健康問題，可以提供疾病診斷與預防的參考。可惜在現今人際關係疏離的社會，每當醫師問起患者的家族病史，得到的資訊常常不完整，尤其年輕患者，更是常常一問三不知。

其實肝癌、大腸直腸癌、胃癌、肺癌、乳癌、攝護腺癌以及心

血管疾病，家族群聚狀況都很明顯，特別需要注意防範，更別說一些遺傳性疾病。通常醫師會參考患者的家族史，依據親等、發病人數、發病年齡，與患者討論後擬訂一個良好的疾病篩檢計畫，例如乳癌、肝癌與大腸直腸癌的定期篩檢，以及動脈血管的定期檢查，並據以協助患者調整生活型態與飲食。

除了了解家族病史之外，定期身體健康檢查也很重要，及早發現疾病，及早治療。很多朋友可能發現到，身體檢查的項目琳瑯滿目，而市面上健檢診所也推出各式健檢套餐，究竟應該如何選擇呢？需要不需要每年更換套餐或醫療院所做檢查？也是讓很多人困擾的問題。我建議可以與醫師商量，依照個人病史、家族病史與年齡來決定。

體檢的目的當然是為了發現疾病，並了解自己的身體狀況，做為擬訂生活型態與營養計畫的方針。例如發現體重過重就需要減重；血壓高者必須檢視生活壓力是否太大，在飲食上盡量攝取低鹽食物，並且定期追蹤血壓，評估需不需要服藥；尿酸高者則要避免高普林的食物。

體檢的本質

體檢對現代人來說並不陌生，甚至有些人很喜歡做健康檢查，殊不知某些檢查項目本身具有風險和相對傷害性的，需要評估其需要性與風險之間的平衡。有些檢查並不適合一般人做，有些檢查也不應該做得太頻繁。例如，一個沒有特殊家族相關病史又沒有症狀的人，五十歲以上才需要做大腸鏡檢查。如果檢查結果正常的話，那麼往後五到十年做一次就夠了。對於尚未停經的女性，冠狀動脈電腦斷層檢查則是不必要的。

體檢的目的固然是為了發現疾病，但我要提醒大家的是，並非所有的疾病都可以從體檢的項目中發現，也不是每項檢查都有足夠的敏感度（患者被該項檢查診斷出病症的比率），很少檢查對於偵測疾病的診斷能力能達到百分百。所以，某項檢查正常並不代表該項檢查所偵測的疾病一定不存在。體檢報告正常也不代表身體一定健康，還是要隨時注意身體的狀況與疾病徵象。

有些人一有身體不適，並非立刻去就醫，而是跑去做身體檢查，有人甚至直接到檢驗所自費抽血，這些其實都不是聰明的做法。檢驗項目不見得對症，可能延誤了治療時機，而且檢驗報告只是一些複雜的數據，需要醫師的專業解讀和研判，才能提供病患正確的醫療建議和幫助。肝機能檢查異常可能是各種肝炎，需要進一步檢查來確診和治療，其中脂肪肝代表患者可能有代謝症候群，其心血管所面臨的風險可能超過肝臟。

食物是養生的起點

「再忙，也要花一點時間，做點東西給自己和家人吃！」我常與身邊的朋友分享這個觀念。

「少油、少鹽，每日至少五份蔬果」是大家經常掛在嘴邊的健康口號，但是談得再多，還是必須親身實踐、身體力行才會看見效果。在日常生活中，如果我們能把握基本的飲食原則，願意多花點心思在每天三餐上，為自己的身體健康好好把關，長期執行下來，就是最好的養生。

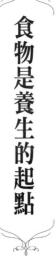

自己下廚做飯的最大好處，就是可以充分掌握食材來源，而在處理食材的過程中也更能掌握衛生與健康兩大原則。

例如將蔬果清洗浸泡至少三十分鐘，去除可能殘留的農藥；烹調時真正做到少油少鹽，選用比較健康的油（非精製油），遠離餐館常用的化學醬油和醋精（冰醋酸稀釋的人工合成醋）。同時，自己下廚做飯也可以使用比較健康的烹調方式，例如減少燒烤油炸，為自己的健康把關，這都是外食比較難要求的。

烹飪也是很多人的抒壓方式。我將下廚做飯這件事情，當成是忙碌工作後的休閒活動之一。其實，烹調與飲食是一種生活藝術，這些精心設計的美味佳餚，以及用餐氣氛營造了一種家的感覺，也會成為孩子記憶中獨一無二的「媽媽的味道」。

我親自烹調的態度影響了孩子，小女在國外的求學生活也靠烹調抒壓，並且樂在其中，讓遠在千里之外的媽媽不需為她的飲食擔心。吃得好，心情好，求學與工作更能得心應手。

很多年輕的上班族媽媽告訴我，她們平日工作忙碌，想找時間親自下廚簡直是天方夜譚！我建議她們不妨利用假日偶爾下廚做飯，用比較簡單方便的方式來料理，剛開始難免失敗，但是千萬別氣餒！做久了慢慢就會上手，效率也會越來越高。在做菜過程中可以盡情地發揮自己的創意，不必拘泥於食譜，也不需要給自己太大的壓力。

對我來說，上菜市場買菜也是一種愜意的生活體驗。在傳統市場中，我可以強烈感受到節氣的氛圍：新薑、春韮捎來春的氣息，各種美麗的蔬菜適合做成春捲，營養又健康；初夏，綠竹筍大出，正是踏青的好時節；夏日新採的絲瓜還帶著黃瓜蒂、附著新泥的蓮藕生意盎然；無瑕的蓮子帶來陣陣秋意；來自高山碩大的尖頭高麗菜，讓人想起青山藍天和雲海；肥美的大蘿蔔提醒我年節又快到了……逛市場是平常居住在水泥叢林中的我們，可以間接接觸大地和生命氣息的途徑。

人的生活與天地氣息同步，順著四時更迭，調整飲食作息，對於健康是有益處的。建議大家，偶爾也該抽個空到菜市場走走，體驗一下這種天人合一的生活感覺。

食物來源多，百毒少累積

從營養均衡的原則來看，飲食以多樣化為宜，就食品衛生來說也是如此。沒有人能保證我們吃的東西是沒有問題的，農藥、肥料、添加物、容器、工業廢水、土地污染……等食物汙染源處處可見，是選擇食材時不可忽視的問題。而自己做飯的好處之一是可以慎選食材，蔬果也可以泡得夠久，減少農藥的殘留。但是這樣做還不夠，因為有些毒素是清水沖不掉的。一些食品衛生安全問題連食材或食物供應者也不明白，更別說為消費者把關了。既然如此，我們該怎麼辦才好呢？還好，身體這部機器是有代謝功能的，我們如果能讓各種已知或未知毒物攝取量，盡量控制在身體所能承受的範圍，就能夠降低傷害。

日常飲食除了食物攝取種類多樣化，不要單一種攝取過多外，也要盡量分散食物來源。一位聰明的長輩就曾教導我，對於菜販的忠誠度要低，經常變換購買不同產地的食材，以免持續吃進同一種毒素，長久以來累積在體內，代謝不掉。外食者也可多留意變換用餐地點。

清淡慢食八分飽

近年來，隨著國人飲食習慣逐漸西化，炸雞、漢堡、薯條、蛋糕等高卡路里食物攝取量大增，肥胖、脂肪肝、心血管疾病、大腸直腸癌罹患率也節節上升。因此，我們常聽見營養專家們呼籲大家多吃蔬果和高纖維的食物，少吃高油脂、高糖、高鹽分的食物。

許多人從小就依賴外食，早已養成重油、重口味的飲食習慣該怎麼辦？其實，飲食習慣是可以改變的，只要願意嘗試，就會慢慢吃出箇中美味。這就像剛聽到一首歌，或許沒有特別感覺，多聽幾遍，就越聽越順耳，甚至愛上它。以我自己的經驗來說，從小在家習慣吃口味清淡的飲食，剛上大學住校時，總覺得學校自助餐店的餐點口味太重太鹹，難以入口，不過日子一久，也就漸漸習慣了。

假日回到家，反倒變成媽媽的菜太清淡了，可見喜好是會隨習慣改變的。

除了調整飲食口味，慢食也是避免肥胖的好辦法。吃東西吃得慢，有足夠的時間讓血糖上升，就不會吃得過多，比較容易控制體重。此外，足夠的咀嚼，能讓唾液充分和食物作用，對於消化也很有幫助的。

肥胖與減重

請注意，肥胖最容易胖到腰腹

許多女性朋友們常抱怨，體重一增加，腰圍馬上看出來，美麗的洋裝和裙子突然之間就塞不下，明明身體的其他部位沒有發胖，卻總是胖到腰部和腹部呢？其實這是有原因的。

我們身體的脂肪組織，除了皮下脂肪之外，最重要的就是腹腔內的大網膜和腸繫膜。大網膜和腸繫膜的脂肪，原來是為了保護我們的腸子和其他腹內器官而存在的，可以無限制的儲存和擴張，所以，當身體攝取的卡路里過多時，就會將它轉化為脂肪，儲存在脂肪組織裡。這也就是為什麼，當體重增加時，我們的腦子不會變胖，肺臟不會變胖，心臟也沒有脂肪，主要都會胖在皮下以及腹內大網膜和腸繫膜，和可以儲存油脂的肝臟，以及身體其他少數有脂肪組織的部位，例如：乳房。

簡單的說，過多的熱量會變成脂肪，而脂肪會儲存在脂肪組織內，所以一旦飲食不節制發胖時，腰部曲線就會慢慢不見，小腹日漸突出，甚至變形為梨型或橄欖球型身材。反之，只要開始運動和節食，妳就會發現，腰腹漸漸消下去了。

皮下脂肪組織的多寡和個人體質、基因以及賀爾蒙有關。有些人天生皮下脂肪很厚，雖然看起來胖胖的，但卻很健康，這是因為他們的內臟脂肪其實並不多。

我從小就瘦，屬於皮下脂肪比較薄的體質，但是稍一發胖就很容易出現脂肪肝。所以，脂肪肝和心血管疾病並不是胖子的專利，這也就是為什麼測量腰部和臀圍的比例，比單純測量體重，更能準確地了解是否該注意肥胖問題。

女性賀爾蒙可以使皮下脂肪變厚，腰腹脂肪變少，所以青春期之後的年輕女性身材娉婷，且不容易產生動脈硬化等相關心血管疾病。然而，這些好處在停經之後就戛然而止，更年期後的婦女會發現，身體的皮下脂肪變薄，腰身也慢慢不見了。很多婆婆媽媽等老人家也會疑惑，自己並不胖，手臂也不粗，為何就是肚子圓圓滾滾的呢？還以為這是年輕時生太多孩子所致。這其實是女性賀爾蒙變化的關係，讓年輕時婀娜多姿的小姐，年紀大時變成了大肚婆。

了解到這些原理，我們更要從年輕時就注意自己的飲食習慣，避免脂肪肝和各樣肥胖引起的疾病。

多油、高卡路里，小心傷肝

器官內是沒有脂肪組織的，因此不會隨著身材變胖就跟著變大，但是有一個例外，就是「肝臟」。肝臟裡並沒有脂肪組織，不過肝細胞很特別，可以將卡路里以油泡的形式儲存在肝細胞內。由腸胃道吸收進來的糖，或由腸繫膜脂肪組織進入血流的油，第一個到達的就是肝細胞，它會在肝細胞內代謝，轉化為身體所需的能量及其他物質。

如果身體攝取了過多的卡路里或油，無法代謝，就會存在肝細胞內。所以肝可以存油，可以變黃，可以變很大。看看鵝肝就知道了，「肥鵝肝」就是填鴨子「強迫餵食」的結果。研究發現，有脂肪肝的人常有動脈硬化等心血管疾病，有糖尿病的脂肪肝患者，發生脂肪性肝炎、肝硬化甚至罹患肝癌的機率也較高。

重點在卡路里

發胖，絕不像很多胖哥、胖嫂為自己找的理由：「我天生體質如此，喝水也會胖。」

大家都知道「質能互換」的原理，所有的能量都必須由外供給，身體的運作與運動都會消耗能量，如果攝取的能量超過消耗量，就會變成物質儲存起來。這個「物質」，可以是肝醣、肌肉；多出來的話，就以脂肪的形式儲存。所以，想減肥的人一定要注意每天食物的總卡路里的攝取量，如果每餐多吃兩口，日積月累下來，實在不得了！

油脂每公克九大卡，高於碳水化合物類和蛋白質，動物性脂肪更對心血管不利，需要控制攝取量。很多人以為減重就是不要吃油，這是不正確的觀念，人類需要一些必需脂肪酸（就是人體不能製造的脂肪酸），身上沒油不行；人體也需要必需氨基酸，另外沒有蛋白質也不成，因此，保持飲食均衡很重要。

想要控制卡路里，那麼日常生活中糖分的攝取應該有所節制，最好避免喝含糖飲料。蔬菜可以多吃一點，水果不要吃太多，甜的水果所含的卡路里也是不能忽視的。

有些肥胖是因新陳代謝相關疾病引起，不是單靠調整飲食生活型態就可以改善，例如，甲狀腺功能低下或多囊卵巢症等，如果是因為這類疾病而引起肥胖，就必須經由醫師評估做治療。

減重要持之以恆

常有患者問我，需不需要找一份減肥食譜來減重？我看過很多案例照著減重食譜吃，的確也瘦了下來，但是一旦恢復正常飲食，那段減肥時日的煎熬，會讓他們產生自動補償心理，狂掃滷肉飯、炒米粉、香雞排……這些令人垂涎三尺的小吃，很快就讓他們復胖了。建議想減重的人不妨從自己可以接受的食物下手，充分瞭解它們的卡路里，逐步調整自己的飲食習慣，油脂多、熱量高的食物少吃，多吃低卡、高纖的食物和蔬果，同時顧及食物的多樣性，這樣才能夠長期實行減重計畫。

想要瘦得健康，必須是整體生活型態的改變與實踐，是持續性的。日常飲食還是得有樂趣才好，也才能持久，不必為了減重，勉強自己一定要吃營養代餐，吃到心情鬱悶。

身體要健康，運動不能少

除了保持心情愉快並遵循正確的飲食之道，想要維持身體健康，運動絕對不能少。

適度的運動除了可以增加心肺功能，增強免疫力，更重要的是，可以調整新陳代謝。許多研究都肯定每日運動對於健康有莫大的幫助，運動可以讓精神更好，睡眠品質更佳，讓繃緊的神經暫時放鬆下來。減重成功者十之八九都說，他們除了控制飲食也配合固定運動，而單獨以飲食控制就能減重成功的人相對就比較少。對於有脂肪肝或糖尿病患者，運動的重要性絕對不亞於飲食的控制；減重加運動是目前唯一被醫學證明對於脂肪肝有治療效果的方法。

我認為最容易做也是最好的運動莫過於走路了！每天能有一到兩次的散步是最理想的，即使十五分鐘、半個小時都好。現代人生活忙碌，早起慢跑不容易，平時不妨利用晚餐後的時間去外面走一走；散步時若能邁開大步，搖擺雙肘快走更好。

有些人有固定去健身房運動的習慣，不受天候影響；不想花錢的人，在客廳站立擺擺手、做下蹲的動作也是很好的運動，擦窗、抹地更是一兼二顧。最怕的是一回到家就攤在沙發上吃零食、看電視，很容易養出「水桶腰」來。我們的骨頭需要承受一點身體重量的壓力才會健康，所以，站立比坐著好，老是坐著容易骨質疏鬆，關節退化得更快。如此一來，就更不能動、不能走，演變成一種惡性循環。

順應自然

順應身體的自然變化

天地有四時，人體狀況也會隨著年齡而變化，年輕的身體新陳代謝比較快。

有些人的食量雖大，但並不容易發胖，仍可擁有模特兒般的好身材；體力充沛也是他們的寫照，熬夜後補個眠，很快就回復體力。

常有媽媽帶著青少年的孩子來看病，要求我告誡孩子不要熬夜。我通常私下會勸這些媽媽們不用太擔心，除非孩子生活作息太亂，否則偶一為之應無大礙。

「妳年輕時沒熬過夜嗎？還是妳忘記了？」我笑著說。

但是到了中年，一切開始逆轉。如果不試著做一些調整，還是維持年輕時不忌口、不注意食物內容，不調整食量的生活習慣，很容易身材就走樣了！所以，年輕女孩們不要隨便誇口自己吃不胖，因為胖不胖的問題只是「年紀」有沒有到而已。當然，此時也千萬不能再熬夜，不要想靠著咖啡、抽菸或意志力硬撐來維持體力。這個時期只要一日熬夜，恐怕好幾天都補不回來。

我們的活動力與活動量隨著年齡快速下降，因此年輕時就需要培養運動的習慣，也要避免籃球、網球……等需要瞬間爆發力又容易發生運動傷害的活動，可以多選擇游泳、走路、瑜伽，舞蹈、太極拳等比較溫和的運動。

到了更年期，就要開始在身體和心理上做好準備，例如補充鈣質、維生素D3以及其他維他命，更要多運動，以免骨質疏鬆；多參加社團活動或社會公益活動、培養各種興趣來轉移注意力，盡量不要讓情緒受到身體的變化，例如：躁熱、潮紅、失眠影響，這些不適的症狀很快就會過去的。

女人在停經期前後胃口會變好，因此很多女性在這時會突然胖很多，一年胖十公斤的大有人在，所以要特別注意控制卡路里攝取量，也要加強運動，這也是預防骨質疏鬆的方法。

女人更年期前後其實不宜過瘦，由於女性賀爾蒙的下降會讓腰圍稍稍變粗，所以此時比年輕時略胖一點是合理的，千萬別以為可以青春永駐，勉強自己追求年輕時的窈窕。女人在不同的年齡可以呈現不同的風情，中年後應以氣度、品味取勝，衣著上注重質感、剪裁，並且依據場合做搭配，加上氣質、智慧與自信、親和的態度，仍然可以受到大家的喜愛。

當進入老年期，身體會逐漸往Catabolism（分解代謝）的方向發展，逐步邁向凋零，這時胃口會變差，想增加一公斤體重可能都很困難，特別要注重營養。步入老年期時會越來越難入眠，天未亮就起床，白天又昏昏欲睡，躺下去睡不著，坐著就打瞌睡。

由於睡眠淺，除了準備適合睡眠的環境外，特別要調整作息，不妨固定做一些體力可以負荷的工作，或嘗試運用腦部和身體的活動，讓自己得到成就感，也避免快速老化，況且白天少睡一點，晚上也比較好睡。

養生也要養心

身心是互相影響的，養生不能不養心。在這方面，我有些個人心得想和大家分享。

認真過生活

醫療工作雖然辛苦，卻是我個人的興趣，也是一份有意義的、能夠「利他」的工作，這是支持我一路堅守崗位、努力下去的力量。

我自小體弱多病，媽媽擔心「像豆腐一樣」，也常被同儕嘲笑「風一吹就會倒」，最經典的莫過於我當實習醫師時，曾有一位罹患神經性厭食症的小姐，每次看到我就會反過來勸我：「廖醫師妳太瘦了，要多吃一點。」讓我啼笑皆非。這樣的體質應付內科繁重的工作著實吃力，上班時撐著，一放假就大病一場是常有的事。比較年輕的時候，經常有年紀大的病患伯伯或伯母看到我這個醫師面黃肌瘦的樣子，相當心疼，來看病之餘還想著如何幫我進補，他們會送來一堆補品，如紅棗、枸杞、養命酒、胚芽米、燉雞湯等等，讓我既感動又有點不知所措。

我逐漸體認到，生活再忙碌，還是要注意自己的身體，尤其越是忙碌，越要安排生活，從容優雅過日子，才能抒解工作上的壓力。除了專業上的付出，也需要適度給自己一些私人空間，發展自己的興趣，並注意調養生息。

我天生是個興趣廣泛的人，喜歡音樂、美術、文學、電影和大自然。感謝上蒼不吝賜我喜愛觀賞的眼和容易感動的心，欣賞任何美的事物都可以讓我快樂得不得了。這些「心靈的養分」讓我在忙碌之餘，仍然能維持良好的生活品質。

大學時期，我很幸運的遇到了一些熱愛藝文、熱心推動教育和公衛服務的老師，從他們身上獲得很多啟發，也開啟了我的美學視野。當時，老師們常約我們學生去逛藝廊，在潛移默化之中，提升了不少對於藝術欣賞的品味。其後在波士頓求學期間，我一有空就往美術館跑，開始接觸到西洋美術，頓時眼界大開！每次出國，除了欣賞風景、觀察當地的風土民情，我最期待的不是去血拼，而是去當地的美術館、博物館「朝聖」。記得有一次去英國開會，到了古城愛丁堡，巧遇林布蘭特展，一次就看了百幅，現在回想起來仍然覺得心滿意足。

藝術的品味是可以培養的，剛開始我不太懂得欣賞現代藝術，但有一次在巴黎龐畢度中心，遇到一位很專業的導覽員，經過他的解說，也激發了我對現代藝術的興趣。也曾在倫敦看「歌劇魅影」，因為劇場小，更能讓台上台下融為一體，這場演出很有震撼力，讓我相當陶醉。

藝術的欣賞是能夠經過學習，而心領神會的。我曾在巴黎美術館，看到小學老師帶著一群孩童欣賞米羅的「BLUE」系列，那個畫面至今仍深深留在我的腦海中；巴黎小孩從小就有機會接受這樣的藝術薰陶，多麼令人羨慕。

即使久久才有一次出國旅遊的機會，欣賞這些美好的藝術，在心靈留下的印象影響是相當長遠的，那些畫面，常在我的心裡清楚浮現。

近年臺灣舉辦的大師畫展越來越多，內容更見豐富，讓熱愛藝術的我感到無比幸福。不僅多了豐富的藝術展覽，藝廊和音樂演出也越來越多。

我在某個週五的晚上到誠品的音樂館，偌大的空間只有十來個人，或坐或站，專注的欣賞一場小型音樂會。看著青澀的音樂人演唱著自己的創作，我很享受這場與音樂和創作者的不期而遇。不禁讓我回想起在哈佛唸書時，週五晚上Havard Square的街頭音樂會，剛放下書包的學子，帶著小孩的媽媽前來，他們隨性的跟著音樂起舞……不一樣的場景，一樣的感動。

生活不該只有工作，即使我每天幾乎都工作到晚上八、九點，還是會抽空看一點小說或文學作品，偶爾看一部好電影，假日則到山裡走走。在台北這樣群山環繞的大都會，不消幾分鐘車程，就可以從繁華市區到達綠意盎然之地，雨天可以去內湖，晴天去木柵或陽明山，還有數不清的登山小徑，這些山林擁有豐富的自然生態，值得我們去欣賞。登高不僅能望遠，還可以讓人暫時拋去生活中的煩憂。

這些興趣都是我在長期辛勤工作之餘，很重要的身心平衡之道，讓我擁有活著的幸福感，可以繼續以柔軟的心去面對長時間的工作，和生活中的種種疑難雜症。如果不是偶爾耽溺於自已的嗜好，也許不只擁有今日的工作成就，但是，如果不能偶爾疼惜自己，用藝術文學或美景填飽心靈，生活也不會如此充實，工作或許更沒效率，不是嗎？

建議大家，偶爾沉浸於自己的興趣，給自己的生活多一點心靈的養分與維他命吧！

宗教信仰與哲理探索

「有信仰的人是有福的。」這是我一位大學老師說過的話。太理性的人，尤其是科學工作者，往往不容易接受宗教。但是隨著年紀增長，經歷多了，尤其因為工作的緣故，經常得面對生老病死，讓我開始正視宗教的力量。如果想為生活找個心靈寄託，面對生命中不可預測事物所帶來的壓力，擁有宗教信仰或思索哲理，也是幫助我們安身立命的好方法。

樂在工作

我的堂叔廖年賦先生在年輕時創立世紀交響樂團，他曾帶領樂團，榮獲一九八〇年維也納國際青年音樂節交響樂比賽首獎；同時也是二〇〇九年國家文藝獎得主。高齡八十的他是年輕團員口中永遠笑咪咪的「廖爺爺」，近日去觀賞他在國家音樂廳的音樂會演出，他老人家整場指揮了兩個多小時，加上之前兩小時的預演，體力絲毫不減，讓我佩服得五體投地，直呼他「超人爺爺」。

他告訴我：「音樂是我的生命，我是為了音樂而活著！」可見，能為興趣工作、為興趣而活，絕對是生命中最強而有力的支柱。

如果我們不像廖爺爺這麼有福氣，不能確定是否從事自己真正有興趣的工作，或者工作上的壓力大過興趣，工作內容不見得有趣，也不用氣餒，只要有心，即使沒有更好的選擇，繼續努力也是可以慢慢找到樂趣和成就感的。

良好的工作夥伴關係也很重要，我們每天相處時間最長的可能就是身邊的同事了，好的同事關係能夠使工作更順利，上班的氣氛融洽，也能夠幫助自己維持工作時的好心情。

經營工作場合的人際關係是一件不能輕忽的事，經常向同事表達關心，邀約同事一起進行工作以外的活動，培養感情，都是不錯的辦法。

結交知己

我有一群很知心的朋友，多年來她們不放棄地經常主動聯絡工作忙碌的我，一起聚餐、登山，有時一起相約吃早餐、一起慶生。在聚會中，我認識了許多不同領域的專家，開闊了視野，有幸認識和欣賞這些才子、才女，聽聞他們有趣的見解，也常讓我感到無比的幸福。

與朋友共處，我常期許自己能成為一個可愛的人，值得擁有快樂、愛、尊敬和友誼。除了親人，朋友之間一句問候，一聲關懷，無形中也是維繫健康絕佳的養分。

生活保健小提醒

網路資訊無遠弗屆，因此很多人的醫學常識都是從網路搜尋得來。網路確實是非常重要的資訊來源，但要小心的是，其中也不乏錯誤的資訊，不可輕易採信。

如果真的有什麼需要查詢的資訊，可以多看看不同學者、專家的說法，過濾一下資料的來源，像是醫院的官方網站提供的衛生教育資訊，或是專科醫生提出的網路發言，可能比較具有可信度，同時也可以多參考相關的新聞報導或書籍，來幫助自己做判斷。當然，如果有醫療問題，最好還是直接向醫生詢問比較妥當。

身為消化內科醫師，經常有人會詢問我一些肝膽腸胃方面的問題，以下整理一些我在臨床上常遇到的問題，和大家分享。

疲勞或熬夜真的會爆肝嗎？

「熬夜會爆肝」是我們最常聽到的說法。事實上，如果是B型肝炎帶原者，長期過度熬夜會使免疫力下降，有可能引起B型肝炎發作。但對於原本肝臟健康的人，熬夜本身並不會直接影響到肝臟而出現肝機能異常的現象，更不會無故出現肝炎或猛爆性肝炎。

有些人從血液檢查中發現血液中的肝酵素轉胺脢GOT、GPT上升，就自行解釋是因為熬夜或太累，也就省略了就醫的程序。其實GOT、GPT上升一定是有其疾病原因的，必須即早就醫，找出病因。

熬夜對一個人的精神和抵抗力都有影響，臨床上偶爾會見到原本相當健康的壯年人，經過一陣子超負荷的工作後，發生了肝膿瘍，導致發燒，這是因為免疫抵抗力下降造成細菌感染所造成的。

容易累，不全是因為肝

一般人以為容易感到疲倦，就是肝不好引起的。其實，到我的門診檢查的患者當中，僅有少數的人的疲累感是由肝病所引起的。大部分的人肝臟正常，反而多是因為其他疾病，如高鈣低鉀貧血腎病或甲狀腺功能低下等等。最常見的是慢性倦怠症候群，患者沒什麼特別疾病就感到不由自主的疲倦，可能需要調整生活步調和工作心情，釋放壓力。

慢性肝炎很少有症狀，通常只有做血液檢查才能發現。急性肝炎或慢性肝炎急性發作時，除了倦怠，大部分都會同時出現噁心、胃口差、甚至是嘔吐或胃痛等如女性害喜的症狀。再嚴重一點，可能出現黃疸症狀，小便顏色改變，眼睛黃及皮膚黃。

如何保肝

病毒性肝炎，尤其是B、C型肝炎，影響肝臟為最。為了保肝，建議大家一定要先弄清楚自己的感染狀況，有病治病，沒病要看是否具備免疫力，需不需要打預防針。AB型肝炎有疫苗可預防，C肝則無疫苗，預防之道是注意個人衛生，避免接觸到別人的體液和血液，一旦感染，應好好就醫治療，目前慢性B、C肝炎均有很好的治療。

如何保肝？不要酗酒，以免傷肝發生「酒精性肝病」；避免肥胖，好好控制糖尿病以免脂肪肝；不亂服用藥物或接觸有毒化學物，以免發生藥物引發性肝炎；必須服用可能有肝毒性的藥物時，要定期檢查肝功能。只要把護肝堡壘築好，就不用常常擔心肝臟的健康了。

肝病有藥醫，只怕不就醫

談到正確的保肝之道，首先，要先搞清楚自己有沒有肝病，是否為肝炎的帶原者。

如果有，就需要就醫，擬定追蹤與治療計畫。A、B型肝炎可以注射疫苗來預防感染，B、C型肝炎可以藥物治療，患者只要耐心治療，幾乎都可以有效控制病情，連過去認為不可逆的肝硬化，都有機會逐步改善。發生肝癌的機會，也大幅降低。C型肝炎治癒機會很高，約有七成治癒率，愈早治療效果愈好，如果錯過時機，等到肝硬化，效果會變得很差，且可能因血小板太低，以致無法治療。

誰說生氣會傷肝

我們常聽人說「愛生氣，會傷肝」，一般人會有這樣的看法，或許是因為中醫有所謂「肝火旺」之說。但是中西醫的理論觀點不同，中醫所說的臟器跟西醫應該是不同的，中醫所指的肝並不是西醫所指的「肝臟」這個器官。不僅如此，中醫所謂的脾、腎也與西醫所指的脾、腎這些器官不盡相同。

子時是不是養肝好時機？

有一種說法，「子時」也就是夜間十一點到一點，是養肝的好時機，如果沒有在這個時間裡睡眠，肝臟就無法得到修復，日積月累下來，將造成對肝臟的傷害。我個人並不明白所謂「養肝時間」說法的依據和來源，目前為止也沒有資料顯示，從事值夜班工作的人肝臟情況比較差。

晝出夜息當然最符合人體的生理時鐘，主要是因為到了夜晚，人的腦部松果體會分泌一種褪黑激素來幫助睡眠，所以天黑了會想睡，此時容易入眠，睡眠品質佳，對身體當然好。所以，可以依照正常的生理時鐘來作息最好。如果做不到，只要保持良好的睡眠環境與品質，擁有足夠與好品質的睡眠，也不致對肝臟有不良的影響。

有一些研究支持除了腦部之外，肝臟也是維持人體正常二十四小時節律運作（circadian rhythm）功能的器官之一，不像松果體影響睡眠，肝臟是會影響晝夜的食慾和許多物質晝夜不同的新陳代謝。根據研究，熬夜容易多吃，自然容易發胖，得到代謝症候群，也就容易發生脂肪肝了。

吃什麼才能保肝？

有一句廣告詞多年來深植人心：「肝如果好，人生是彩色的；肝如果不好，人生就是黑白的！」因此許多人十分關心：如何保肝？吃什麼能養肝？

肝臟受傷，最常見的是病毒性肝炎、脂肪性發炎、酒精性肝炎，和藥物或化學品的傷害。肝臟是有再生能力的器官，很多人二十幾歲就患有慢性肝炎，到了四、五十歲才轉變成肝硬化，這之間的幾十年都活得好好的。可見，肝臟的再生能力是很強的，就算肝臟只剩下四分之一的大小，還是可以讓生命繼續維持下去。

某些藥物廣告中提出了一些令人眼睛一亮的個案檢驗數據大做

文章，在那些廣告當中，體驗者的肝指數從一千多下降到正常值，看起來效果真的很驚人。但是，大家如果了解肝炎的自然病程，就知道這並不能證明是該藥物的療效，因為絕大多數急性肝炎會自然痊癒，除了少數持續惡化發生肝衰竭外，上千的GOT、GPT絕大多數都會自然下降，而且經常下降得很快，讓患者嘖嘖稱奇。

病毒性肝炎的發作，是我們的自體免疫力在和病毒打仗，病毒本身並不會破壞肝細胞，但是我們的免疫力想把病毒給殲滅掉，於是去攻擊被病毒感染的肝細胞，造成了被感染的肝細胞的壞死。

B肝急性發作多半都是在二十、三十幾歲的青壯年時期，就是因為這時免疫力成熟了。A肝如果發生在小孩都平安無事，如果發生在青少年期之後就可能發生嚴重肝炎也是這個道理。

我們的免疫力多半都能夠戰勝病毒，仗打完了，肝指數自然會恢復到正常值。所以，絕大多數急性肝炎或肝炎急性發作會自行痊癒。若這場仗打得太慘烈或太久了，肝臟破壞得太厲害以致不能維持正常功能，就可能出現生命危險，此時可能需要換肝。

坊間有很多藥品廣告，強調可以清肝解毒，這樣的說法太過籠統。所謂的「毒」是什麼？每種藥物或化學品都各有其代謝方式，應該清楚說明到底是要解哪種毒？不是一句「排毒」、「解毒」就能矇混過去的。

許多人的觀念還停留在「肝病沒藥醫」，因此常見到一些患者固定到檢驗所自費抽血檢查，然後四處尋求保肝、養肝偏方藥。其實現在已有藥物可有效治療B、C型肝炎，患者應該盡速就醫，尋求正確的治療才是。

罹患脂肪肝不需服藥

脂肪肝是繼病毒性肝炎之後，國人常見的新興肝臟疾病，研究發現，成人約有15－20％有脂肪肝的問題。脂肪肝是肝細胞內存放、累積了油泡，嚴重的話會發生肝發炎。一旦發炎，就像其他慢性肝炎一樣，會慢慢走向肝硬化，也可能發生肝癌。除了少數因病毒感染或藥物引發的脂肪肝外，大部分都是因為肥胖或糖尿病所引起。

肥胖造成的脂肪肝是可逆轉的，減重加運動是目前唯一的治療法。許多患者努力運動減重後，完全恢復正常健康的肝臟。

B肝患者可以放心懷孕生子嗎？

有些患有B型肝炎的母親擔心傳染給小孩，而放棄生小孩的計畫。B肝確實會經由血液，垂直傳染給下一代，但現在已能藉由免疫球蛋白注射，預防孩子被傳染的機會，所以無須過於擔心。

如果母親的e抗原是陽性，少部分生下來的孩子仍有可能會被傳染，但還是可以和醫師商量因應之道，不要太早放棄。目前正在研究以抗病毒藥物來降低母親體內B肝病毒量，避免胎兒感染。

黃疸是重要警訊

肝病患者如果到了出現黃疸的程度，是相當嚴重的，代表肝臟不能維持足夠的功能，必須趕緊就醫。黃疸除了出現眼白或皮膚變黃的症狀外，小便會呈現紅茶色，這也是容易觀察的徵象。

皮膚不好別只怪肝

很多人只要皮膚過敏，就認為一定是自己的肝臟出了問題，肝臟不能解毒所致，其實並不盡然。造成皮膚過敏的原因很多，應該先找出過敏原，遠離過敏原，症狀自然就會減輕。全身性皮膚發癢，有可能是慢性C型肝炎、肝硬化，或膽道阻塞問題所引起，必須要做檢查才能確認病因。肝功能差或肝硬化的狀況下，皮膚可能因鐵質及黑色素沉積變成鐵灰色。

中年過後的女性朋友發現臉上斑越來越多，也常怨嘆肝不好，得了肝斑，想要「清肝解毒」。其實是「歲月不饒人」，這些多半是皮膚老化所致，卻讓肝臟背了黑鍋。

肝癌不是沒得救

肝癌，過去位居國人癌症死亡率之首，現今因醫學的進步，已退居第二位，在大家的認知中，一旦發現肝癌好像就等於被宣判死刑，因為肝臟是身體中最沈默的器官，平時不太會發出警訊，通常發現問題時，已經相當嚴重了。

其實，只要能早期發現，肝癌病患在經過適當的治療後，繼續存活了十幾年的大有人在，甚至也有人能夠幸運的痊癒。

目前的治療方法包括手術切除、換肝、無線電燒灼治療、酒精注射治療、經動脈栓塞治療、標靶治療，需視患者體能、肝功能、罹癌部位、腫瘤數目、大小，以及侵犯狀況來選擇一種或合併多種治療。慢性肝炎和肝硬化的患者，就是肝癌的高危險群，必須按時做肝癌篩檢檢查，以便早期發現，早期治療，提高治癒和存活率。

現在，治療B型、C型肝炎的藥物已經相當先進，患者只要耐心服藥，幾乎都可以有效控制B肝，C肝更是痊癒機會很高，就連過去很難治好的肝硬化也可逆轉，患者只要願意好好配合醫師做治療，惡化為肝癌的機會也會大幅降低。

吃藥會傷肝？

藥物代謝主要靠肝臟，口服藥物第一個到達的器官就是肝臟，所以確實有不少藥物可能傷肝。肝功能不佳者，對於某些藥物的代謝能力會下降，需要調整劑量或更加倍小心使用。

藥物隨著個別藥性機轉之不同，會對各種不同器官產生影響，藉由藥物可以治病，也可能出現不好的作用，它的不良作用不一定會發生在肝臟，也不是只發生在肝臟。目前核准上市的藥物基本上都是有療效，安全性又高的，整體的好處大於壞處的，才會被許可上市，但其中還是有部分可能產生肝毒性。

肝臟內代謝各種藥物的酵素多寡與代謝能力有個體差異，所以對藥物副作用或毒性也是有個體差異的。有很多藥物要使用肝臟內同一酵素，或影響肝內某種酵素，這些藥物之間就會互相競爭或互相影響，所以某些藥物是不能同時服用的，否則可能出現嚴重副作用，或影響療效。

患者在用藥前，一定要讓醫師知道自己還有使用那些藥物，用藥時有些食物也要特別注意，飲酒是其一，而葡萄柚和柚子更是和許多藥物有交互作用，要特別小心。

藥物代謝最主要的兩個路徑是腎臟和肝臟膽道系統，所以許多藥品要視腎功能來調整劑量。許多藥物具有腎毒性，其中最常見的是非類固醇類抗發炎藥，這類藥物也常引起胃及十二指腸潰瘍。很多人怕吃藥傷胃，會習慣性的請醫生開胃藥，這個觀念其實是不正確的。胃藥會中和胃酸，影響到一些藥物的作用，達不到應有的藥效。

副作用和效用的最佳平衡

「醫生，我身體不好，怕吃西藥會傷身，吃中藥是不是比較好？」每當病人提出這樣的疑問時，我總是耐心回答：「不論西藥或中藥都需要小心副作用，對症下藥，注意劑量和服法，亂吃藥才是最傷身的。」

有些病人聽人家說「西藥比較傷」，就認為西藥吃了容易傷肝、傷胃，中藥比較溫和。有些病人因此拒絕服用西藥，只吃中藥，認為中藥吃多了也沒關係，這是不正確的。所謂「百藥皆毒」，每種藥物都有它的效用和副作用，中藥也不例外。吃藥是為了治病而必須做的選擇，如果沒病痛，誰會吃藥呢？醫生用藥選劑量，就是在取得一個平衡點，以某個劑量來達到最大的正作用，和最少的副作用。

一般民眾誤以為西藥副作用比較大，其實是因為西藥對這些相關作用的臨床研究做得很清楚，藥品多半也都會標示，造成部分民眾一看到藥袋的副作用，就被嚇到了！那些標示的副作用發生率多半並不高，大可不必過度擔心。服藥期間如果感到嚴重不適，必要時需立即停藥或減量，並且徵詢醫師的意見。

中藥目前比較沒有完整的副作用相關標示，並不代表它對身體就沒有副作用。

也有患者問到，西藥都在吃了，那中藥摻西藥為什麼要大驚小怪呢？原因是，西藥的劑量非常重要，每粒藥丸含幾公克成分是相當精確的，包括多久服一次，治療多久，都有一套固定的做法，目的是為了達到療效和減少副作用。如果中西藥沒有經過優良製藥程序，胡亂摻和，每劑所含西藥劑量不確定，沒有對症下藥，不注意正確服法及藥物的交互作用，對身體當然可能造成不好的影響。

另外，坊間也流傳「吃治高血壓和糖尿病的西藥會有習慣性，不吃就會惡化！」這種說法不知從何而來，使得不少高血壓和糖尿病患者因為得到這樣的訊息而拒絕服藥。其實這兩種疾病所使用的治療藥物，都沒有習慣性的問題，只是為了達到療效，避免疾病產生的併發症，患者必須持續服藥，醫師也會視患者的身體反應，適度調整用藥與劑量。

腸道健康，身體就健康

腸道要健康，方法很簡單，就是多吃蔬菜、水果，補充足夠的纖維質，纖維質可以幫助排便順暢，腸道自然就會健康。同時宜養成良好的排便習慣，一有便意就解決，否則拖久了大腸將水分繼續吸乾，就會有便秘的問題。

乳酸菌等益生菌，能增加腸內的好菌，抑制壞菌，讓腸道內的菌種保持平衡，對健康是有益的。

膽結石能以食療排出嗎？

國內罹患膽結石的人口相當多，很多人終其一生都沒有察覺，和膽囊內的結石和平共處、相安無事。有些人因為結石卡住引起了發炎或疼痛，只好開刀把膽囊拿掉。

膽結石的成分主要有兩種，一是屬於膽固醇結石，一種是含鈣和膽色素的結石。體型肥胖者較容易結石，膽道一旦發炎過，也容易產生結石，有一些人則是溶血問題造成。

網路上曾一度流傳「不吃早餐容易膽結石」的說法，其實正確的說法應該是，如果隔餐的時間太久，長時間沒吃東西或是過度節食，都可能使得膽汁在膽囊中停滯過久，變得太過濃稠，而形成結石。

有一陣子，用「蘋果汁一週餐」來排出膽結石成為了熱門話題，其實這早在二十年前就曾被報導過。當時，我有位病人看到相關報導就按表操課，吃了一週蘋果餐，果然有排出東西來，他很高興的特地把這一包排出物帶來給我看。結果，我一看，那其實是食物的渣渣或因蘋果汁與橄欖油等其他食物結合造成的物質，而非膽囊膽道排出的結石。超音波檢查也證實，他所有的結石都還在，並沒有減少。

因為膽囊管以及膽管乳頭的開口都很小，結石經過時都很容易嵌入卡住，以致發生急性疼痛、高燒發炎，也就是一般所說的急性膽囊炎。嚴重時可能發生化膿、膽囊穿孔或阻塞性黃膽、急性胰臟炎的問題。這就是一般原本無症狀的膽石症患者，發生症狀的原因。

所以，膽結石是否有症狀與結石大小並無直接關聯，這也解釋了為什麼腎結石可以做震波碎石，膽結石卻不這樣治療的原因。事實上，想要以食物或藥物讓膽結石自然排出，簡直是緣木求魚，若真能使得結石往外排也可能造成發作，反而適得其反。

膽囊切除真的沒問題嗎？

得了膽結石的患者必須注意，一餐不要吃太多或太油，因為會使得膽囊收縮太厲害而造成結石嵌入膽囊管。當然，這樣做也不能全然避免發作，一旦發作就代表會再反覆發作，所以必須考慮以手術摘除膽囊。

身體少了膽，真的沒問題嗎？很多面臨膽囊摘除手術的人這樣問。膽囊主要的功能是分泌膽汁，而膽汁的作用是為了消化食物。古代的人並不是每餐都有東西吃，每次狩獵回來，就會趕緊把獵物吃光，因為接下來可能很多天都沒有東西吃，在這種情況下膽囊就很重要，身體會先儲存一大包膽汁來消化這些食物，把熱量儲存起來。但是，現代人沒有食物供給不及的需求，膽囊也就變得可有可無了。

一般對於有症狀或急、慢性膽結石的處理，是直接以腹膜鏡手術摘除膽囊。但是手術並非全無風險與後遺症，所以，無症狀的結石，一般並不建議急著去處理。

莊美月不藏私的養生秘方：女人，多愛自己一點

樂活隨性好養生

近年來，養生成為一個熱門話題，各式各樣的養生方法都有奉行者。很多剛認識的朋友知道我是醫師娘，都會好奇的問我有什麼養生秘方。但熟識我的朋友就知道，我個人沒有服膺任何一種養生方法，因為如果使用了不適合自己的養生方式，那麼不但效果不彰，而且到頭來很容易白忙一場。

我的養生之道很簡單，就是「樂活隨性」四個字而已。人體構造是相當複雜且微妙的，而且心理和生理相互影響，並不會因為單單做好身體保養就可以萬無一失。舉例來說，有些人聽說生機飲食對養生有益，就餐餐都吃生機飲食，他們吃青菜沙拉就像在吃草一樣，明明吃得一點也不開心，卻因為相信有健康療效而硬逼自己吞下去，結果，很快就放棄了！所謂「神奇的療效」還沒看見，倒是腸胃先感到不適應，開始常常拉肚子，也因為口慾得不到滿足，脾氣變得暴躁。我有些女性朋友平日嚴格遵守不喝冷飲、不碰冷食的守則，因為她們認為冰冷的飲食會影響到婦科健康，但其實這在西醫領域是沒有科學根據的，我反倒認為，倘若在大熱天之下堅持一定要喝熱呼呼的飲料，那麼對自己的身體來說也是一種折磨。養生的目的是為了讓自己遠離病痛，過得健康愉快，而唯有心理和生理都感到舒適自在的養生方法，才能夠真正有益身心健康。

大部分的人追求養生之道，都是期望能夠一輩子健康長壽，但這一點我認為要稍微看開一點比較好，畢竟，每個人的身體都有其獨特性，而是否能夠健康長壽，在先天的遺傳基因已經佔了很大的決定因素；至於後天的努力，只是盡量讓自己的體能維持在最佳狀態而已。

疾病發生的機率也是如此，在條件相似的飲食作息之下，遺傳基因不同、體質不同的人，往往會有不同的健康狀況。有的人又抽菸又喝酒卻長命百歲，有的人一生注重飲食作息，卻突然生病早逝，這些差異都和先天體質有關，沒有什麼絕對的公平性可言。

我常說：養生之道，是因人而異的。同樣的方法在別人身上有效，在自己的身上卻不一定會有相同的效果。以時下最熱門的話題「減重」來說，我們常發現，不同的人明明吃到肚子裡的東西差不多，但為什麼有些人好像怎麼都吃不胖，有的人卻連喝水都會發胖？這和每個人的「體質差異」有關。有的人天生就是易胖體質，即使已經吃得比小鳥還少了，卻仍然瘦不下去。苦苦挨餓，卻只瘦了兩公斤，一餐吃得正常點就又胖回來了。

養生的基礎，一定是建立在讓自己感到舒服自在的生活之上，放縱的生活只會為身體帶來負擔，然而過於苛刻的生活方式也無法讓人感到快樂，因此每個人都應找到適合自己的養生之道。

減重不要減掉健康

進入中年之後，相信許多人都有這樣的感慨：減重怎麼變得這麼難！

年輕的時候，維持體重是很簡單的事，但是到了一定的年紀之後，隨著基礎代謝率的下降，和體重奮戰就顯得艱辛。

很多女性都把減重當作終其一生的長期抗戰，曾經我也一度為了擁有體態的輕盈和健康，看過專業的減重門診。當時，我的體重超過正常標準許多，於是我依照營養師建議的菜單，力行減重計畫，將一天當中飲食所攝取的熱量，嚴格限制在一千兩百卡之內，果然在很短的時間內就瘦了下來，大概減掉了十五公斤之多。

減重之後，我的體態確實是輕盈窈窕了不少，連以往穿不下的裙子都可以再度穿上，這讓我感到十分振奮！有好一陣子，我一直維持著這個飲食守則，維持著減重後的成果，但身邊的朋友卻紛紛關切的問我：「妳最近看起來好像氣色比較差，是不是身體有什麼狀況？」還有人勸我去做健康檢查。

因此，我開始留意自己的身體狀況，皮膚確實變得暗沉沒有彈性，甚至肌肉有點鬆垮。那段時間我也常感到四肢無力、頭暈目眩，沒有體力多做運動，每天都覺得很疲憊。這時我才驚覺到，這樣的減重方式可能不適合我。於是，我漸漸放寬嚴格的飲食標準。當我丟開手中的減肥菜單後，心情變得很輕鬆，皮膚再度恢復以往的彈性與光澤，體力也比較好了。

後來雖然體重稍微有些回升，但因為我比過去更加重視攝取均衡的營養，對於高熱量和高油脂的食物有所節制，也繼續留意膽固醇、高血脂、三酸甘油脂是否過高的問題，所以身體狀況並沒有因此而變差。

許多人斤斤計較於體重機上的數字，其實只要不超過標準值太多，並不用太在意。尤其對於已進入中、老年階段的人來說，維持身體各方面機能的正常，遠比追求窈窕的身材來得重要。

在我先生工作的婦產科，有不少因為減重導致經期不正常而來求診的女性患者，她們當中很多人其實並不算胖，體重也在正常範圍內，卻仍然希望擁有纖瘦的外表，好讓自己穿衣服更好看。她們不惜以魔鬼訓練的方式來節食，或是亂吃減肥藥，結果搞壞了身體，外表看起來自然也不美麗動人。

我認為女人真的不必苛待自己，不同階段的女人有不同的美，懂得欣賞自己的真實模樣，才會活得快樂自在。如果一味的為了迎合別人的審美觀，而勉強自己去做改變，到頭來還賠上健康，可就得不償失了！

24小時待命的婦產科醫生

健康快樂的人生，建立在圓滿的生活上。如果在家庭、工作、自我等方面都得到相當的滿足，也就容易得到身心靈各方面的健康與快樂，這也是另一種養生之道。

每當有人喊我「醫生娘」時，總是帶著一種欣羨的口吻，彷彿那就是「很好命」的代名詞。但是，了解醫生生活的人都知道，醫生的工作相當忙碌，每天工作超過十幾個小時，是很正常的事。醫生絕對是工作過勞、壓力龐大的一群專業工作者。

尤其我先生是婦產科醫生，而婦產科醫生的作息，只能用「沒日沒夜」來形容。他們除了例行的看診、巡視病房之外，還必須永遠處在二十四小時待命的狀態。

小Baby何時會來報到，大人根本無法掌握，因此我先生經常會遇到三更半夜來掛急診緊急接生的產婦。現在雖然剖腹產已很普遍，但也隨時會有調皮的Baby在預定的時間前，搶先要離開媽媽的肚子，這時，婦產科醫生也只能十萬火急的趕到醫院去接生。

我先生常開玩笑說：「我的活動範圍，可能比方圓百里還小。」他的活動範圍，嚴格說起來，最遠都沒有超過距離診所一個小時車程以上的地方。

有一陣子，他覺得自己也該有些休閒活動，一大早開車去打高爾夫球，但是經常才踏進球場，還沒開球就被緊急CALL回診所。有一回他應邀去苗栗參加一個基金會的活動，特地一大清早搭六點多的台鐵到場參加開幕典禮，結果期間護理長打來一通緊急電話，我先生連中午的餐宴都來不及吃，典禮一結束，中午十二點就趕忙回到診所，接生下一個寶寶。

可想而知，每次從台北回嘉義老家，我們也都必須趕在一天之內來回。這樣忙碌的生活，都是為了提供給病人更專業周全的服務。而我，既然嫁給了這樣的先生，就必須尊重他的工作特性，把自己訓練得獨立自主一點。很多人一定想像不到，我先生老是忙著幫人接生，身為妻子的我，生第一胎時卻獨自撐過生產這一關。當年他還在當住院醫師，孩子出生後，有一星期都沒看見到他，那時年紀輕輕初為人母的我，真的覺得自己好可憐！但後來看見他拖著疲憊的身軀回到家時，才體會到他的身不由己，開始學習去體諒他的工作。

體諒，真的是人與人相處時最重要的心意，尤其是夫妻之間，更是需要完全的體諒，彼此包容，無條件的給予對方支持。現在有很多夫妻，很輕易的就放棄婚姻，總為他們感到可惜。畢竟，兩個人要走上婚姻這一步不容易，應該要互相珍惜。如果懂得時時體諒對方，很多爭執都會迎刃而解，也就不必走向婚姻破裂的地步。

醫生本來就是一個相當辛苦的工作，尤其是婦產科醫生，壓力更大。現在醫學進步，孕婦和胎兒的健康狀況可以靠著先進的技術，在各方面有更精確的掌握，但仍然有很多可能的突發狀況和生產的風險存在。因此，每一次迎接新生命到來的同時，也同時是在生死交關之間奮戰。

每次有人說：「妳看起來比妳先生年輕好多呢！」我雖然笑笑的回應：「會嗎？還好吧！」但心裡總忍不住有一股心疼的感覺。

我看起來比實際年齡年輕，當然不是因為用了什麼神奇的保養品，或是吃了什麼珍貴的補品，事實上，那是因為我對於生活中的事情，都保持著樂觀豁達的態度。我覺得，讓自己保持年輕健康的秘訣，就在於擁有一顆豁達的心。

適性發展讓孩子健康快樂

「知足常樂」是我常提醒自己的一句話。要做到這種境界，看似簡單，卻需要一點智慧。我相信能夠做到知足常樂這一點的人，也容易擁有身心健康的人生。

一個人要怎樣看待自己的人生，都是自己選擇的。同樣的生活，有人覺得自己好命苦，也有人覺得樂在其中，差別在於你用什麼角度去面對。

有人問過我：「吳醫師那麼忙，妳不會抱怨嗎？」我總認為，就因為他已經這麼忙了，我更應該把自己和孩子照顧好，把家裡安頓好，讓他不要有後顧之憂。

我本身是學教育的，所以也有朋友會請教我教育孩子的訣竅。我算是一個給孩子很大自主空間的母親，對於孩子的教育，一向採取「適性發展」的態度，讓他們自由地發揮所長。我認為「適性、適才、適所」是最好的教育，一個人能在適合自己的地方，發揮所長，才會活得幸福愉快。

我認為，「寧為雞首，不為牛後。」看透這一點，就會豁然開朗，不會硬逼著孩子一定要擠破頭，去唸父母心目中理想的學校和科系。畢竟，人生是孩子自己的，行行出狀元，我寧可孩子在他擅長的領域，做那一行的狀元，也不要他在人人稱羨卻不擅長的行業裡，當一個微不足道的角色。

我的三個孩子當中，只有大女兒繼承父業學醫，現在在澳洲當腎臟內科專科醫師；兒子唸的是他最擅長的電腦科技，畢業後在日本知名的科技公司任職；小女兒唸的是她從小最愛的時尚設計，現在又繼續唸MBA，也在紐約拿到了工作簽證，在紐約做平面設計廣告的工作。

他們所走的路都不是我們為他們選的，但看到他們都在各自的領域中有所發揮，並且獲得很好的成績，我打從心裡感到高興，身為一個母親，這已經是最快樂的事了。

我在婦產科和月子中心，看過不少迎接新生兒的母親，還沒有好好享受為人母的喜悅，就已經開始為孩子的未來擔心這個、安排那個。我可以理解那種望子成龍、望女成鳳的心情，但也很希望她們能夠稍微放寬心胸，與其預設孩子的未來發展，不如在孩子的成長過程中，努力發現他的才能、興趣，一起陪他迎向未來。

還有一種父母，總是覺得自己的孩子不夠好，老愛拿孩子和別人家的孩子做比較，讓孩子感到十分挫折。奉勸天下父母，摒棄把孩子和別人拿來比較的心態吧！只要願意用不同的角度去欣賞自己的孩子，你會發現他一定有值得驕傲的地方。

做個健康快樂的新手媽媽

我先生開設婦產科至今，接生過上萬個新生命。他的診所從民國六十七年開業，在民國七十年代左右正值台灣生育率最高的時期，那時一個月接生五、六十個寶寶是很常見的事，而台北市以外的縣市生產率更高，當地醫院婦產科每個月接生的寶寶，大概比我們的診所還多上幾倍。

近二十年來，台灣的生育率逐年下降，相對地，大家對於生育品質的要求也變高了。少子化的時代來臨，加上高齡產婦逐年增加，有需要也有能力住進坐月子中心的人越來越多，因此產後護理的專業度也越來越受到重視，尤其是婦產科附設的產後護理之家（也就是坐月子中心），更是受到產婦的青睞。

為了因應這樣的需求，我開始幫忙打理產後護理之家（坐月子中心）。

經營一間坐月子中心並不容易，必須提供產婦安心吃、住、托嬰的服務，等於是集餐飲、旅館、護理三種專業於一身，是一個在設備和專業要求的門檻都很高的行業。

產婦到坐月子中心來坐月子，早已成為一種趨勢。現代人多半是小家庭，婆婆或媽媽不是年事已高，就是她們本身也是職業婦女，不方便挪出足夠的時間和空間來幫產婦坐月子，而且，兩代之間對於坐月子的觀念也未必一致。以前沒有坐月子中心時，經常可以聽到婆媳之間，因為坐月子觀念不同而交惡的傳聞，而有了這樣的專業機構，就能讓產婦能得到良好的照顧，專心調養身體，同時寶寶也有人代為照顧，對於媽媽和寶寶甚至他們的家人來說，都是一大福音。

許多產婦在找坐月子中心時，只以坐月子餐為考量重點，其實，坐月子餐的基本飲食原則大同小異，像是喝生化湯可以去惡露，吃泌乳餐可以增加乳汁分泌，而每一家使用的中藥材和食材都差不多，只是廚師烹調的口味略有差異。不過，每一家坐月子中心，也一定會有一些私房食譜。

專業的坐月子餐都是經由營養師設計，再請有經驗的廚師，加入中藥觀念來烹調。我個人很重視坐月子餐點是否讓產婦感到合意，如果某天的某道菜，大家都剩下很多，我就會請廚師調整口味，畢竟，產婦坐月子時的營養一定得充足才行。

除了坐月子餐，居住環境也很重要。為了維持良好的照護品質，居住條件得有一定水準，在符合舒適、清潔的條件之外，我覺得一定要有讓先生陪同居住的空間，所以，每個房間都是以一個小家庭為設計的套房。除此之外，住房的打掃和產婦衣物的清洗，也都在服務範圍之內。

小寶寶的照顧（Baby Care），必須由專業的護理人員三班制輪班，達到日夜無休的關照。

產後護理是一個比較特殊的服務行業，它除了提供照顧與護理的服務，還有衛生教育的功能。在媽媽教室裡，護理人員會教導產婦如何照顧自己與新生兒的正確方法，也提供孩子的預防注射、腦力開發等等相關的知識，讓新手媽媽不至於在面對寶寶時手忙腳亂，在身心靈、教育各方面，都能給予最妥善的照顧。

準媽媽們在產前不妨多參考各方資料，詢問口碑，比較各家坐月子中心的特點，找到一個地點、費用、環境、服務和護理品質都讓妳滿意，最重要的是，有政府立案的坐月子中心，讓自己安心做個好月子。

懷孕期的養生飲食

常有人問我：懷孕期的婦女有沒有什麼飲食法則？

我的建議是，一般人每天所需的營養素，包括牛奶、蛋白質、蔬菜、水果、澱粉、油類六大營養素都要均衡攝取。比起一般人每天平均攝取的一千八百卡熱量，和減肥者一天最少需要攝取的一千兩百卡熱量，孕婦的食物攝取熱量較多，大約卡路里在兩千三百卡到兩千五百卡左右。

一般而言，瓜類比較屬於涼性食物，孕婦宜避免多吃。薑可促進血液循環，有去瘀、活血的作用，可以酌量加入菜裡烹調。針對孕婦的一些營養補充品，例如新寶納多這類的營養補充品，也可以適量補充。

我本身在懷孕期間並沒有什麼特別的禁忌，但是有一些個人經驗，可以分享給大家。

在懷老三的時候，我特別愛吃生魚片，也因此吃了不少哇沙米，結果她一出生，腳上就有一塊血管瘤。雖然血管瘤的發生原因不明，但那是一種血管增生的現象。我想，或許是因為芥末刺激了血管的增生所造成的。後來，我也聽過好幾個類似的案例，更加印證了孕婦最好還是不要吃芥末這類刺激性食物的說法。

咖啡、濃茶、辣椒、酒精等刺激性飲食，孕婦最好能夠避免，香菸更是不用說，不只是孕婦不能抽，最好連身邊的癮君子也能乘機戒菸，還要避免出入沒有禁菸的場所。根據醫學統計證明，抽菸的孕婦多半會早產。X光的照射也要盡量避免，因為它會改變基因，容易造成胎兒畸形。至於看牙醫，最好是能避免就避免，因為一旦療程中需要麻醉，對胎兒也有不利的影響。

懷孕期間，萬一感冒了，一定要去婦產科向主治醫生拿孕婦可以吃的感冒藥。大部分的新藥在開發時，臨床實驗的對象都會將孕婦排除在外，所以很多藥品都不能保證是否會對孕婦的身體有害。

生男生女受酸鹼影響

生男、生女，真的可以自己作主嗎？

在醫學發達的今日，在寶寶出生前得知性別已經是輕而易舉的事，但是對於精確掌握要懷男孩還是女孩，仍有一定的難度。

民間流傳著一種說法：媽媽如果是鹼性體質，就是所謂的「生男體質」。這樣的說法看似無稽，其實有科學上的根據。

原理是，有著男性染色體（Y染色體）的精蟲，頭比較小；

而女性染色體（X染色體）的精蟲，頭比較大而圓。Y染色體的精蟲，活動力強，游得比較快，所以排卵期第一天就受孕的話，懷有男寶寶的機率比較高。X染色體的精蟲，雖然游得比較慢，卻也比較強韌，可以存活更久的時間。

媽媽的體質如果是偏酸性，不利Y染色體的精蟲久留，因為活動力快的瘦小Y染色體沒有帶有X染色體的精蟲來得強健。因此，懷有男寶寶的機率就比較低。

有趣的是，爸爸的體質若是酸性的（多攝取動物性蛋白），他所產生的Y染色體的精蟲，活動力卻是比較好的；母親懷男的機會就高。

也就是說，酸性體質的爸爸（多吃葷食），搭配上鹼性體質的媽媽（多吃蔬果），才能更提高生男寶寶的機率。

掌握了父母雙方的酸鹼值，也不是就一定能控制會生男或生女，其中還是有機率問題。鹼性體質的媽媽，只是提供了比較有利於Y染色體精蟲活動的環境，但不表示精液內就完全不會含帶X染色體的精蟲，所以，一樣有可能會生下女孩。

生命是很奧妙的，生男、生女終究還是受到大自然的主宰，雖然坊間流傳過各式各樣的生男秘方，但是這個世界上，還是必須有男人有女人，男女比例必須相當，生命才能繼續延續下去。

人的心總是難滿足，有人生了七仙女還求不到一個男丁，也有人連生好幾個男孩，只想要一個女娃兒。我看過不少陪產的爸爸，開口都先問：「我太太生的是男孩還是女孩？」我都很想回答他：「男孩、女孩，不都是你的小孩嗎？」

不管生男還是生女，都是上天給我們最寶貴的禮物，必須全心全意好好疼惜，陪伴他們快樂的長大，才是做父母最大的責任，至於生男還是生女，就交給上帝來決定吧！

孕婦美醜非關男女

大家一定都聽過這樣的說法，「妳懷孕有變醜耶！一定是懷了兒子。」或是「妳越來越漂亮喔！一定會生女兒啦！」

懷孕期間變美，或是變醜了，真的可以對照到孕婦所懷的是男孩或是女孩嗎？這種說法看似沒有什麼科學根據，但其實也不無幾分道理。

根據我的觀察和經驗，孕婦的外貌變得美醜，不只是在於懷的是男孩或女孩的差別，而是在於這一胎的寶寶，體質和長相比較像自己，或是孩子的爸爸。

長得跟媽媽越相似的胎兒，跟母體的相容度也越高，因此，媽媽的氣色樣貌都會顯得比較好；如果是跟母體不相像，多半比較會有相斥性的現象，媽媽就會看起來狀況比較差一點，也就看起來變醜了。

我在懷老大時，樣貌就變得比較醜一些，當時大家都在猜我一定是懷了兒子，結果，孩子一出生，跌破大家的眼鏡，竟然是個女兒，但是長得非常像我先生。所以，變美與變醜，其實是胎兒跟我們本身的體質是否相容有關，這樣的解釋，似乎還滿合乎邏輯的。

自然生產最好

現在有很多媽媽，為了替孩子選一個好的生辰八字，而早早向醫生預約了良辰吉時來剖腹。這些八字極佳的孩子，是否因此而有大富大貴的一生？我們不得而知，我只知道，有越來越多醫生為了配合這些愛子心切的迷信媽媽，三更半夜來剖腹接生。

我認為，自然生產還是最好的生產方式。剖腹產其實是不得已的選擇，多半是為了考量到媽媽的性命安全，或是胎兒的狀況，才會以剖腹方式來接生。剖腹生產，畢竟還是會有開刀傷口，需要復原的照顧。在以前的時代，若是經過剖腹產，最多只能生三胎，現在有很多媽媽生到第四胎都沒有問題，這是因為抗生素的發達，及麻醉技術的進步，降低了生產的風險。

無痛分娩，是用局部麻醉的方式來減輕自然生產時的疼痛，但是無痛分娩時，麻醉劑會影響到肌肉的收縮，反而比較不好生，大幅增加生產的時間。施打麻醉劑對媽媽本身有一定的風險，對寶寶也可能引起一些不良的作用，因此有的醫生反對無痛分娩，認為不該讓藥物影響到媽媽和寶寶。但是也有醫生認為，減輕患者痛苦是醫生的責任，患者有權利要求不要經歷生產的痛苦。

連醫生都對無痛分娩意見紛歧，因此產婦得好好評估得失，如果可以忍過生產時疼痛這一關，我想，自然生產還是比較好的選擇！

妊娠紋是光榮印記

凡走過必留下痕跡，歲月會在我們臉上留下皺紋，懷孕也一樣會在母親的身體留下一些痕跡，那就是「妊娠紋」。

妊娠紋形成的原因，是因為懷孕使賀爾蒙分泌改變，引起皮下膠原蛋白變化所造成的。尤其在懷孕末期，肚子越來越大，腹部的皮下脂肪被撐到斷裂，看起來像一條一條不均勻的深層皺紋，形成所謂的妊娠紋。

妊娠紋在懷孕期間看起來特別明顯，它會因為皮下靜脈的擴張，呈現紫色或淡紅色，在生產後，就會逐漸變成銀白色，比較淡化一些，但不會完全消失。孕婦懷孕時體重增加越多，肚皮撐得越大，妊娠紋的情形也就特別明顯。愛美的女性多半很介意身上的任何紋路，因此，坊間出現了很多標榜可以消除妊娠紋的保養品，但是成效到底如何，我抱持保留的態度。

生產過的婦女多多少少都會有一些妊娠紋，它不只會留在腹部，有些人的大腿、臀部和乳房上都有。妊娠紋就像是產婦的光榮印記一般，婦產科醫師通常只需憑著妊娠紋，就可以判斷病人是否有生過小孩。

懷孕期間除了妊娠紋，還有另一個影響皮膚的狀況，就是很多孕婦臉上會出現黑斑，這也是因為內分泌造成黑色素的沉著增加，形成一些不規則形狀的大色素斑，多半出現在前額和雙頰。這些黑斑多半不需要特別的治療，在生產之後，就會慢慢褪去。

這些外觀的變化，讓一些特別在意自己外表的孕婦感到很沮喪，尤其是妊娠紋，我總是安慰這些準媽媽們，如果這就是生兒育女所帶來的「附帶禮物」，那麼就帶著迎接新生命的喜悅，坦然接受它吧！

「不」完美主義

太過追求完美主義，是一般人或很多人在產後容易感到憂鬱的主要原因。

這些抱持完美主義的產婦，往往從懷孕期間就給自己訂下很多標準，一切嚴格遵守，該吃什麼補給品、該做什麼胎教、該怎麼保養自己，這種戰戰兢兢、按表操課的精神延續到寶寶出生，包括幾點該餵奶、幾點該讓寶寶睡覺……等等。坐月子的方式也是完全依照計畫來，每件事都要求做到一百分，只要有一個步驟沒達到標準，就會感到非常懊惱，很容易陷入憂鬱的情況。

世事無絕對，人生本來就沒有標準答案，所謂的一百分，該由誰來打分數？如果每樣事情，妳都做到了自己要求的標準，卻把全家人弄得烏煙瘴氣，把心愛的小寶貝搞得不開心，那麼，就算妳給了自己一百分，在家人的眼中，妳又得到了幾分呢？

我認為多吸收相關育兒知識是很好的，但是能做到多少，盡力就好，若是因為堅持一切要「照書養」，而給自己過大的壓力，造成心理的負擔，反而容易產生反效果。因此，我常勸準媽媽們放寬心情，盡量擔心那些根本還沒發生的事情，或是期望每件事情都能做到一百分，只會把自己弄得很累，讓身旁的人難以招架，就連剛出生的小Baby也會感受到家中沉重的氣氛，經常哭鬧不休，讓媽媽的情緒更是受到影響，變成一種惡性循環。

有些產婦的憂鬱來自於對外表的完美要求，她們從懷孕期就無法接受自己體重直線上升和臃腫體態的事實，以為生產之後就能回復原本的窈窕身材，因此對產後走樣的身材非常不滿意。她們為自己訂定了嚴苛的瘦身計畫，一旦沒達到目標，就會自責不夠努力，擔心永遠也無法回到原本的模樣，也害怕先生會因此而嫌棄自己。

我常勸產婦不要太心急，產後的調養，最重要的是先顧好自己的健康，尤其在哺乳期間必須有足夠的營養。體重控制固然必要，但不妨擬定一套務實的瘦身計畫，給自己大約六到八個月的時間慢慢回復身材。若是操之過急，對自己太過嚴苛，只會感到挫折，反而會缺乏減重的動力，半途而廢。

此外，我也奉勸先生們，給太太多一點鼓勵，少一點壓力。

產後憂鬱的良藥：體諒與陪伴

產婦的照護，除了身體的調養，心理狀態的調適也是需要被關注的。我在婦產科和坐月子中心這麼多年來，看過不少產後憂鬱的例子。

大部分產婦的憂鬱症狀都很輕微，並不到精神疾病所定義的「憂鬱症」的程度。很多產婦只是還沒做好心理調適，怕自己無法做一個好媽媽，也擔心孩子不夠聰明乖巧健康……這些過度的想像和擔憂，讓她們在生產後，因為種種生理上的不便和不舒服，讓心情更加低落。

我大學時修過心理衛生的課程，經常會找機會跟新手媽媽們聊天，鼓勵她們多跟身邊已婚生子的親友們交流，分享彼此的經驗。這些「產後憂鬱」情況輕微的產婦，在經過適度的抒發後，幾乎都可以漸漸調適心情，憂鬱的情形很快就能獲得改善。

當家人正沉浸在迎接新生命到來的喜悅時，產婦的情緒很容易被忽視，此時媽媽若是情緒低落，常引來家人的不諒解。尤其是懷孕期間，家人往往對孕婦多所忍讓，若是在之前已經累積了一些不滿，很容易在這時候爆發出來，很多夫妻失和或婆媳摩擦的問題，就這樣產生。

這時，家人其實應該設身處地為產婦想一想。在將近十個月的懷孕過程中，從初期難受的孕吐，到挺著笨重的大肚子，行動不便，甚至連睡覺姿勢都受限。孕婦承受身體不適的同時，還得無時無刻小心胎兒的安全與健康，壓力之大可想而知，孕婦的情緒起伏不定，也是理所當然的。

剛生下寶寶的媽媽們，她們的感受是可以理解的，順利產下新生命就像是完成了一道階段性任務，身心都極度渴望獲得抒解，此時沒有喘息的空間，就要開始承接照顧寶寶的重任，加上得面對坐月子期間的種種不便，很容易變得暴躁不安、憂慮過多。

避免產婦憂鬱症，並不是產婦一個人的責任，產婦身邊的每一位家人、朋友，都應該給予她們更多的體諒與包容，陪伴她們度過生命中這段特別的時期，相信每個家庭都可以擁有一位快樂的新手媽媽。

我認為，每個產婦的心情都是被整個家庭牽動著，因此先生最好可以陪著太太一起入住坐月子中心。小Baby是兩個人的結晶，懷孕、生產這些辛苦的過程已經由女性來承擔了，如果夫妻倆能夠一起度過太太坐月子這段時間，彼此的感情一定會更親密美好。

我看過一些例子是產婦坐月子時，先生很少前來探視，她們一邊調養身體、照顧小Baby，一邊還要擔心先生是否會在外面花心。想想看，心情又怎麼會好呢？有的先生還真的趁著太太坐月子的時候在外面拈花惹草，對太太來說真是情何以堪！

有極少數的產婦患有嚴重的「產後憂鬱症」。我曾經碰到過一位產婦，在生產後一直顯得焦躁不安，我特別請護理人員多多關照她的情況。有一天，她突然在病房裡大哭大喊，一邊用頭去用力的撞牆，好幾位護理人員拉都拉不住，也嚇壞了其他病房的產婦。由於她的情形真的很不對勁，我們便趕緊幫她轉介到精神科接受治療。

「多一點關心，少一點傷心」，產後憂鬱的後果可大可小，千萬不要忽視這個問題。我觀察一些症狀嚴重的患者，她們多半原本就有憂鬱症的病史，或是有潛在性的精神問題，往往平日就有一些徵兆，所以瞭解產婦身心狀況的親友應該隨時觀察她們的情緒反應，一旦發現她們有自殘行為、輕生念頭，甚至是被害妄想、精神分裂等等的情況時，要趕緊求助專業的精神科醫師。

幾年前，某女星跳樓輕生事件震驚一時，就是因為產後憂鬱症造成的。在社會案件中，重度產後憂鬱症的媽媽親手殺害了自己骨肉的報導也時有所聞。類似這樣的悲劇事件層出不窮，令人難過，我想，如果當事人有異常狀況時就能獲得適當的醫療幫忙，或許她們的人生就會改寫了。

婦女養生中西合璧

有人說，生產會改變一個女人的體質，而坐月子時，就是乘機調養體質的大好機會。有句俗話說：「月子做得好，以後沒煩惱，月子沒做好，老了就知道！」就是這個道理。

養生保健是長期的功課，坐月子是調養身體很好的時機，但平日也要注意婦科保健。坐月子是中國人的傳統，關於婦科的養生方法多半也來自中醫觀點，我在此將中、西醫的女性婦科養生重點加以整理，提供給大家參考。

泌乳餐幫助哺乳

餵母乳好處多多，它可以增加寶寶的免疫力，也有助於媽媽的身體健康。

近十年來，政府大力推廣母乳哺育政策，成效顯著，如今約有九成的產婦都會選擇親自為寶寶哺乳。除了正服用抗生素的媽媽以外，我鼓勵所有的媽媽都能哺育母乳，不用擔心一開始母乳不足，因為經常哺乳就能刺激乳腺分泌得越發達。

哺乳期間的媽媽，每天可以攝取兩千三百卡左右的熱量，這是兼顧營養又不會發胖的方法。「泌乳餐」是可以刺激乳汁分泌更加旺盛的餐點，像是酒釀加蛋、清木瓜排骨湯、豬腳燉花生湯等等，都是每天可以選擇一樣來吃的泌乳餐。

攝取足夠的蛋白質可讓乳汁的品質更好，營養更加充足，對於哺乳中的媽媽也是必須的。

米酒水的迷思

近年來，有人提倡在坐月子時只喝「米酒水」，也就是米酒加水混合而成的一種水，認為產婦完全不能沾其他的飲料，甚至嚴格到連白開水也不能喝。我覺得這種規定並無醫學根據，並不鼓勵這樣的方法。

不洗頭沒道理

「坐月子期間千萬不能洗頭」，這是流傳已久的產婦禁忌之一。雖然，光是想到一個月都不洗頭，頭皮會有多癢、頭髮會有多髒，就已經夠讓人感到頭皮發麻了，但是把這件事奉為聖旨的產婦，還是大有人在。

我很尊重不洗頭者的意願，而且廠商也推出了乾洗產品，可以稍微清潔頭部，讓產婦即使不洗頭也能感到舒爽。

不過，我本身是不相信這個禁忌的。以前會有產婦不宜洗頭這樣的顧慮，應該是因為古代沒吹風機，一旦洗了頭，很怕濕答答的頭髮會使產婦受到風寒，或是不小心引起感冒。但是現在不同了，只要洗完頭馬上用吹風機吹乾，應該沒必要不洗頭。

至於有人認為產婦最好不要洗澡，我覺得除了確保衛生的理由之外，洗澡還有助於血液循環，不需要當成禁忌，只要多注意陰道或腹部傷口狀況，避免傷口感染就好。

產婦之所以有那麼多禁忌流傳至今，主要是因為在以往的年代，醫療不發達、生活環境較差，但身處在二十一世紀的女性已經不必太拘泥細節，也可以自在的享受輕爽無負擔的坐月子生活。

產後腹部及陰道收縮運動的好處

產婦坐月子時會開始纏束腹帶，大部分坐月子中心也都會有專業的護理人員，教導正確的纏繞方法。

纏束腹帶的作用，除了一般人認為可以約束食慾，少吃一點，達到產後恢復身材的效果之外，主要是可以預防子宮下垂，避免年老時尿失禁的問題。

它和懷孕期間用的托腹帶作用不同，托腹帶主要是把子宮托高，避免早產的機率。

產婦要避免年老時的尿失禁，光是綁束腹帶預防子宮下垂，還是不夠的，因為那只有約束力，沒有幫助到收縮。

所以我建議最好再以運動輔助，多做加強腹部肌肉和產道收縮的運動。孕婦在產後初期可以慢慢嘗試做一些仰臥起坐的動作。

等到身體較恢復正常後，可以做「凱格爾運動」。這是一種訓練陰道和骨盆肌肉的運動，不論坐著、站立甚至做家事時都可以進行。方式為用力夾緊臀部，將臀部肌肉向上提肛，訓練尿道、陰道、肛門的肌肉鬆緊，讓這些肌肉保持收縮狀態五秒鐘後，再慢慢放鬆五秒鐘，重複動作二十次以上。

這樣持續做上一段時間，可以讓會陰處收縮，產後的性生活比較不受影響，更可以預防子宮脫垂。

養生從餵母乳開始

母乳好處多多，在各界大力的宣導下，親自哺乳已成為新時代媽媽的一種時尚風潮。過去因為愛美、追求自我或是工作繁忙等等理由，而拒絕餵母乳的女性，也開始推崇母乳的價值。

養生從小開始，母乳對寶寶來說是最好的養生食品；對準媽媽來說，哺乳的過程也是一種產後養生術。

對寶寶而言，哺乳的好處非常多：

1. 營養豐富：母乳所含的蛋白質是以乳清蛋白為主，其中的氨基酸和不飽和脂肪酸，最容易被嬰兒消化、吸收，也含有適量的礦物質，對〇到六個月的寶寶來說，是最棒的營養來源。

2. 提高免疫力：母乳可以提供嬰兒所需的多種抗體，提高免疫力，所以吃母乳的寶寶較不容易生病。

3. 減少感染：哺乳既新鮮又衛生，可以避免萬一奶瓶不清潔，而引起的細菌感染。

4.口腔運動：吸吮的動作是一種口腔運動，幫助寶寶牙齦強壯、臉型完美。

5.培養親子關係：哺乳不只讓寶寶的口腔期獲得滿足，也能夠在親子擁抱撫觸的過程中，培養親密的親子關係，有助於寶寶的人格發展。

對媽媽來說，哺乳的好處也不少：

1.促進子宮收縮：寶寶吸吮的動作可刺激母體分泌催產素，促進子宮收縮，減少產後出血。

2.瘦身：一次哺乳大約可以消耗五百～一千卡的熱量，有助於產後快速回復身材。

3.降低乳癌機率：根據統計，哺乳的媽媽罹患乳癌、卵巢癌的機率比較低。

4.省錢省時：不用煩惱要選擇哪一種奶粉，「媽媽牌」最好。

餵母乳有一些需要注意的地方，比如哺乳中的媽媽一定要注意營養充足且均衡攝取，才能夠照顧好自己的身體，並提供給寶寶最佳的營養補給。

六大類食物的攝取，缺一不可。醣類是熱量主要來源，千萬別為了怕胖就不吃澱粉，而造成醣類攝取不足。而此時最需要的蛋白質也被消耗掉，身體的器官、肌肉都由蛋白質構成，對於成長中的寶寶非常重要，一定要充分攝取。適量的攝取脂肪，有助於脂溶性維生素的吸收。另外，各種維生素A、D、E、K、B群、C都必須盡量取得，礦物質也是不可缺少的營養素，尤其是鈣與鐵可以預防骨質疏鬆症及貧血，對於哺乳中的媽媽十分有幫助。

坐月子期間，產婦最常吃的「麻油雞酒」也是很好的補品。麻油是不飽和脂肪，含有必須胺基酸。屬於白肉的雞肉，也是良好的蛋白質來源，但建議適量即可，不需要刻意多吃。

此外，也必須隨時補充水分，因為哺乳中的媽媽會比一般人更容易感到口渴，這是正常的現象，不必過於擔心。

有些傳染病會經由母乳傳染給寶寶，像是愛滋病帶原者就不該哺乳。若是準媽媽剛好在這段期間罹患了傳染性的疾病，可以詢問醫生的意見，判斷是否應該繼續哺乳。

一般人以為患有肝炎的媽媽就不能哺乳，其實不然。無論是A、B、C型哪一種肝炎，如果媽媽本身S抗原為陽性(+)，e抗原亦為陽性(+)，雖然屬於高傳染性，但寶寶只要在出生後二十四小時內施打免疫球蛋白，之後在出生的三～五天、一個月及六個月各注射一劑B型肝炎疫苗，依然可以哺餵母乳。

服藥期間，也要詢問藥師或醫生的意見，因為並不是每一種藥物都會影響到母乳的品質，有些狀況下不需要停止哺乳。

母乳是最適合寶寶的天然食品，但是有極少數患有代謝疾病的寶寶並不適合餵母乳，像是如果寶寶患有半乳糖血症、高胱胺酸及苯酮尿症時，需要選擇特殊配方的乳品，就不能餵食母乳了。

哺乳期間，準媽媽們最好還是戒菸、禁酒，因為香菸會減少奶水分泌，而酒精可能會經由母乳被寶寶吸收到，都必須暫時遠離。

高齡產婦注意事項

以往，婦女超過三十歲生育算是高齡產婦，但是，隨著醫學的發達，女性初次生產成功的年齡也越來越高，甚至超過四十歲仍能懷孕並且順利生產的女性，比例也比過去大幅提高。

我常說，懷孕要趁早，最適合懷孕的年紀是十八歲到二十八歲之間，這時母體的生理環境最好。超過二十八歲，生理狀況就會開始改變，順利懷孕的機率開始下降。一旦過了四十歲，受孕的機率降低，流產的機率卻大大提高。到了一定的年紀，即使還沒停經，但是女性賀爾蒙的分泌狀況、卵子本身的品質都會影響到受孕的成功率，這讓高齡婦女想要擁有一個寶寶的夢想，變得更加困難。

年齡不只是懷孕的一個障礙，高齡生產的風險也相對增加。高齡婦女如果一定要生孩子，嘗試過無法自然懷孕，就不要蹉跎光陰，趕緊尋求人工受孕的方式。

當然，除了年齡以外，每個女性本身身體健康狀況的好與壞，還是有所差異。

現代人普遍晚婚，不孕夫妻不只受限於太太是高齡產婦，其實先生本身讓太太受孕的條件往往也不佳，像是精子的活動力變差，這是因為環境賀爾蒙的影響，例如長期使用不良的塑膠用品、接觸輻射等等，因而造成生育上的障礙。在個人習慣的部分，像是牛仔褲穿太緊、自行車騎得太久、長期穿著悶熱緊身的服裝，壓迫到睪丸的時間過長，也會間接影響生育的機率。

高齡產婦一旦順利受孕，除了需要留意常見於高齡產婦的妊娠高血壓、糖尿病等病症、避免流產以外，其他的注意事項和一般孕婦差不多，並沒有什麼年齡上的區分。尤其是營養攝取的原則，產婦的攝取量是一般人的一・三倍，千萬不要為了擔心高齡造成產後減重不易，而沒有攝取到足夠的養分。

高齡婦女並非一定不能生產，如果平時多注意自己的婦科保健，讓身體維持在較佳的狀態，都有助於提升高齡生產的安全性，也更容易順利產下健康的小寶寶。

不孕症

從前，很多人來婦產科是為了節育，怕孩子生得太多；現在大多數人來婦產科是擔心不孕，怕生不出孩子來。

新婚期間可以說是懷孕的黃金期，有學者統計過，大約有五十六．五%的夫妻在結婚的第一個月就懷孕了；而現代人婚前懷孕的機率更高，大約有七十六．九%的夫妻是在結婚的前半年內因為懷孕而結婚。

一對有正常性生活的夫妻，在沒有避孕的狀況下，經過一年都沒有懷孕，就可以算是不孕。

急著懷孕的夫妻，可以先試試這個方法：太太天天起床後就先量一下基礎體溫，體溫最低的那一天就是排卵日，集中在排卵期從事性行為，受孕的比例就比較高。

如果這個方法已經試了六個月以上，還是沒有任何動靜，大概就必須請婦產科醫師徹底檢查一下，找出不孕的真正原因，對症治療，才會有成果。

懷孕是男女雙方的事，不孕的原因有可能在雙方任何一個人身上，不見得是女方的問題，所以，一定要夫妻同時接受檢查。

女方常見的不孕原因多半是卵巢無法排卵，或是輸卵管阻塞，無法將卵子順利輸送出來，也無法讓精蟲進入，造成卵子難以受精。不孕問題也有可能出在女方的子宮，原本應該讓受精卵著床的子宮內膜發育不良，而無法順利著床，自然也就無法受孕。

男方的原因比較單純，多半是因為健康精蟲的量太稀少，或是活動力太差，無法有足夠的精子進入母體，存活下來與卵子結合。

不孕症需要做的檢查很多，女方可以提供兩、三個月的基礎體溫記錄，大略可以知道卵巢的排卵情形。若是都有排卵，就必須做輸卵管的通氣檢查，看它是否通暢，若有阻塞，必須用子宮輸卵管攝影術，確定發生阻塞的部位；藉由腹腔鏡檢查，確認是不是有輸卵管或卵巢沾黏、以及子宮內膜異位、腫瘤等等其他的婦女疾病，必要時還必須做子宮頸黏液檢查、賀爾蒙檢查。

如果女方已經先做過應有的檢查，卻仍查不出原因，這時男方就必須做精液分析檢查，如果先生不願同往醫院，那就在家裡先用乾淨的玻璃瓶盛其精液，在最短時間內由太太帶到醫院檢查。

女性常見疾病

生理期的注意事項

生理期，是大多數女性每個月必經的一件「大事」。

在傳統的觀念裡，許多生理期必須遵循的禁忌仍然延續到現在，像很多人在生理期不敢洗頭，事實上，坐月子的產婦只要注意洗完頭後趕緊吹乾，就不會有問題，因此生理期洗頭更不該是一個大問題。

有些人認為生理期不宜喝冰水，其實過冰的水會刺激食道和胃酸，因此平時就不應該喝冰涼的凍飲，也不必一定要喝溫熱的水，適中就好。

在生理期可以適度的補充鐵質，鐵會影響血液中的攜氧量，而因為鐵質比較難以從食物中吸收，所以不妨補充一點奈米鐵、鐵劑。請記住，吃了鐵劑就不要喝牛奶，否則會影響到鐵劑的吸收。

四物是很多女孩子從第一次生理期開始，就按月服用的補品。吃四物補身的習慣是因為當時的營養來源不多，因此女人會趁著每月一次月經來臨的機會，讓自己補一補，現在倒是沒有非吃不可的必要。

有人說生理期應補充巧克力、吃甜食，如此一來會讓生理期更加順暢，我並沒有看過這方面的醫學研究，但這麼做至少可以給自己一點幸福感吧！無論如何，在生理期維持好心情，都有助於女性度過生理期間的種種不適。

經痛知多少

每位女性多多少少都有過經痛的經驗，但經痛造成的原因很多，不見得都是因為婦科疾病引起。

有些經痛是心理因素造成的，有時患者只有輕微的不適感，下腹部感到悶痛、脹痛，這些症狀往往是情緒緊張所引起的。至於貧血、糖尿病患者，或是生理期過度疲累時，也都會造成患者對於疼痛的忍受力降低，而覺得經痛特別嚴重。

其他像是子宮頸瘤、子宮肌瘤、子宮內膜息肉等疾病，或是嚴重的子宮前屈或後屈、子宮頸管阻塞，甚至是子宮內避孕器引起的不適應症，或是女性賀爾蒙和黃體賀爾蒙分泌不平衡，這些原因都有可能造成難以忍受的經痛，同時伴隨著拉肚子、噁心、膚色潮紅、眩暈的狀況。

大部分的經痛雖然讓人不舒服，但都還在可忍受的範圍，我的經驗是生理期時要盡量多休息，並不需要特別去看醫生。如果嚴重到會影響到讀書、工作或必須躺臥在床的話，可以在下腹部熱敷，或是吃止痛藥、鎮靜劑來減輕疼痛。

經痛雖然不見得是病，但有時痛起來像是要人命。經痛到無法忍受的程度時，有些醫生會開女性賀爾蒙，從經期開始的第一天起，連續服用二十天，可以防止排卵，而使下次月經來的時候不會疼痛。但是這麼做的缺點是可能會造成大量的出血和嘔吐，也有其風險。

疾病形成的痛經，必須解決引起疼痛的原因才能根治，例如子宮頸管阻塞，必須用探針來通出子宮腔內的經血，疼痛感馬上就會消失。另外像子宮前屈或後屈，常見於結婚生產後的女性，前屈、後屈的狀況一旦改善，經痛現象便會減緩。

女性對於自己經痛的原因多了一些了解，那麼下次再碰到經期不適時，就不需要太過擔憂，但如果每次的經常症狀都相當劇烈，建議還是找醫生徹底檢查找出病因，尋求適當治療。

惱人的子宮內膜異位

「子宮內膜異位」是女性常見的婦科疾病，也是造成經痛和不孕的主要原因。所謂「子宮內膜異位」，顧名思義，就是子宮內膜沒有長在正確的位置，而長到子宮以外的地方，像是卵巢、子宮周圍的韌帶、直腸和陰道的間隔等等部位，甚至連子宮頸、陰道、外陰部、輸卵管末端開口、骨盆腔、消化器官、泌尿器官的腹膜、肚臍、手術的疤痕或闌尾、手臂、大腿都可能發現子宮內膜的組織。至於造成子宮內膜異位的原因，目前醫學上還沒有合理解釋。

大部分有習慣性經痛的女性，都有子宮內膜異位的問題，因為這個緣故所引起的經痛，可以到相當嚴重的程度，痛到在地上打滾，甚至無法正常去上課、工作，而必須臥病在床的也大有人在。有子宮內膜異位的女性也常在性行為之後，有下腹部疼痛的感覺，甚至是出血的現象。有些病患還會有便秘、排便時疼痛的問題，算是一種相當令女性困擾的疾病。

常有人建議會經痛的女性早點結婚，如此便比較容易減緩經痛的情形，這可能是因為一旦結婚懷孕，會使長錯地方的子宮內膜退化，因而減少了經痛的狀況。但是偏偏有子宮內膜異位的患者，不孕的比例高達百分之七十五。所以，能因為懷孕而改善子宮內膜異位的人，通常只有四分之一而已。

輕微的子宮內膜異位患者經由醫師診治可減輕症狀，嚴重的病患才需經由手術治療，針對引起症狀的部位用電燒或雷射處理，可以解除患者的腹部疼痛，改善性行為引起的不舒服，防止子宮大量出血，並且增加懷孕的機會。

遠離子宮頸癌的威脅

近年來，衛生機關大力宣導子宮頸癌的防治工作，呼籲女性朋友定期做子宮抹片檢查，讓罹患子宮頸癌者能夠早期發現，早期治療，果然，大幅降低了子宮頸癌的致命率。

「六分鐘護一生！」不只是一個口號而已，更是女性同胞最有力的防癌宣言。

子宮頸癌高居婦女癌症第一位，對於女性健康的威脅不可忽視，所以定期檢查確實有必要性。抹片檢查快速方便，相當有利於早期診斷，是目前防癌檢查做得最好的一項。

許多人聞癌色變，但癌症並非全部都無法治癒，而能否治癒的關鍵就在於發生的器官，以及是否能夠早期發現癌細胞，像子宮頸癌的治癒率與存活率就相當高。子宮最主要的功能就是孕育胎兒，對身體本身的運作影響不大，因此一旦有了病變，如果能夠全部切除，在治療上比較有利。

子宮的癌症有百分之九十五以上是發生在子宮頸，因此，子宮頸抹片檢查相當重要，一旦抹片有問題，就需要進一步做切片檢查。子宮頸癌初期往往沒有特別症狀，有時只是白帶增加。如果有不正常的陰道出血，尤其是在性行為後出血，就應該去婦產科做進一步檢查。

臨床上將子宮頸癌分成零期到第四期。零期時，癌細胞只限於在表皮的上皮部分，尚未侵入真皮組織，這時只要經過手術，治癒率幾乎可達到百分之百。第一期到第四期的子宮頸癌，治療效果就和癌細胞是否轉移有重大關係，無轉移者平均有百分之七十六的五年存活率；倘若已經轉移的話，平均只剩百分之四十的五年活率。由此可見，早期發現、早期治療對於癌症治療是多麼重要。

子宮頸癌是目前最好預防的癌症之一，針對容易引起子宮頸癌的HPV病毒，施打GSK疫苗可以達到良好的預防效果。除了定期抹片檢查以外，加上施打疫苗預防的措施，讓預防、檢查雙管齊下，相信可以大大降低子宮頸癌對於女性的威脅。

子宮肌瘤不可不知

我們診所有設置一個官方網站，經常有女性朋友提出各式各樣的婦科問題，來詢問吳坤光醫生的解答。

最常被問到的一個問題就是：「子宮肌瘤會引起不孕嗎？」這個問題沒有標準答案，應該說受孕的機會要看子宮肌瘤生長的位置而論。

女性的子宮平時只有一個拳頭的大小，如果肌瘤是長在子宮內膜上，會影響到受精卵的著床，不但不容易受孕，就算受孕也容易流產。但是，如果肌瘤是長在子宮外面，對懷孕影響就不大，產婦可以在生產時選擇剖腹產，到時候順便摘除就可以了。有計畫懷孕的女性，如果擔心子宮肌瘤的問題，可以先做些檢查，以便知道該如何處理。

國內患有子宮肌瘤的婦女很多，它最容易發生在三十歲到四十五歲之間。三十五歲以上的女性，平均每五個人當中就有一個人有子宮肌瘤，大部分沒有明顯的症狀，除非特地做檢查，否則很難發現。

大一點的肌瘤在婦科內診時就可以檢查出來，但是比較小的肌瘤就需要做比較特殊的檢查，例如：超音波、腹膜鏡、子宮腔攝影術等等，或是在子宮切除後的病理檢查時才能發現。

如果肌瘤的位置靠近子宮內膜，很容易引起陰道出血。因此，女性如果有經血過量、月經週期延長或有不正常的陰道出血狀況，就應該趕緊去看醫生做檢查。大的子宮肌瘤可能壓迫到前方的膀胱造成頻尿，或是壓迫到後面的直腸造成便秘；如果影響到腹腔內的循環系統，也可能造成腹部疼痛。

除非是已經造成病痛，否則，多半的子宮肌瘤不一定要急著手術處理，想懷孕的婦女只需要定期檢查。

過去曾有婦女因為子宮肌瘤就診，事後才知道整個子宮被切除的醫療糾紛發生。其實，子宮肌瘤並不一定要摘除子宮，有的醫生會建議病人將整個子宮切除，那是因為肌瘤就算清除了，通常還是會長出新的，所以才會建議這樣可以一勞永逸。但是多半的女性即使不打算再生育，也會希望能保留子宮，這一點，其實可以跟醫生溝通清楚，針對有問題的部位處理就好。

子宮肌瘤多半都是良性的，手術摘除之後應該就沒問題了，惡性病變的機會不大。如果肌瘤本身不大，也不一定要急著處理，經常在更年期後，它就會消失或變小，不需要刻意動手術摘除。

卵巢囊腫與卵巢癌

「肚子痛」是很多疾病的徵兆之一，卻往往容易被輕忽，尤其是經常性的肚子痛，很容易被當作是消化不良、便秘，或是吃壞東西，以為只要休息一下，等狀況緩和就不必管它，等到哪一天感到劇烈疼痛時才去就診，情況常常變得很危急。

婦科的疾病也經常會引起肚子痛，而被誤判為是消化系統的問題，被當作是腸胃炎處理，甚至在急診時以為是盲腸炎送進開刀房，才發現盲腸根本沒有問題，趕緊轉到婦產科。

女性病患如果有不明原因的肚子痛，看了內科仍然沒有解決，最好是能夠趕緊到婦產科詳細檢查一下，以免萬一真的有問題，延誤了病情。

卵巢囊腫就常有被誤判為消化問題的可能，囊腫較大的病患，會因為壓迫到直腸，引起便秘、腹脹；壓迫到膀胱，造成下腹部脹痛、頻尿；有的則會壓迫到神經，造成坐骨神經痛、腰痛。細長型的囊腫一旦有扭轉的現象時，就會引起劇烈的腹痛和嘔吐，常會被誤判為盲腸炎。

如果沒有因為囊腫壓迫其他器官，引起不舒服的感覺，卵巢囊腫的患者幾乎不太容易察覺，大部分都是在健康檢查時，透過內診的觸摸確認，或是透過超音波掃描，來檢查囊腫的大小和內容物。

一旦檢查出來有卵巢囊腫也不必過於擔憂，若是小於五公分的小囊腫，可以暫時先觀察，詢問醫生的意見，定期做追蹤檢查；至於五公分以上的囊腫，就必須考慮趕緊動手術割除。一般的卵巢囊腫手術算是簡單的小手術，危險性並不高，但是若是囊腫沾黏得很厲害，手術過程就相當不容易，危險性也相對增高。

如果囊腫增大的速度很快，就有屬於惡性腫瘤的機率，手術取出後，必須做病理化驗，判斷是否為卵巢癌。

卵巢腫瘤發生的年輕女性身上，多半是良性的；年齡愈大，腫瘤變成惡性的比率愈高。由於卵巢癌開始時沒有明顯症狀，也不像子宮頸癌容易在早期發現，相對來說治癒率也比較低。一旦察覺到身體有異常的跡象，囊腫大概都不小了，必須到婦產科進一步檢查。

這些跡象包括：摸到下腹部有硬塊；或是偶爾會感覺到下腹部有沉重感、疼痛感；或者是經期不規則，不明原因的突然停經，之後突然來月經這些都是可能的症狀。此外，不明原因的下肢靜脈曲張或靜脈炎也要小心。

卵巢囊腫和卵巢癌比較難以預防，唯一的方法，就是不要輕忽不明原因的腹痛、經期不規則等症狀，最好定期做婦科檢查，才能夠永保健康！

本多美惠不藏私的養生秘方：打造健康的理想藍圖

打造一個健康舒適的理想家

我曾經在日本的大型建築事務所從事八年的建築師工作，嫁到台灣以後，仍然持續參與了大大小小的建築工作，包括高雄福華飯店的建築設計，都是在身兼主婦的情況下竭力完成的作品。

隨著先生工作日益忙碌，照顧年邁婆婆的生活起居，以及希望陪伴兩個小孩一起成長的想法，我的生活重心逐漸轉變為以家庭為重的全職主婦。

原本我們居住在醫院宿舍，一次和先生一起送小孩去同學家的偶然情況，發現了這個離宿舍不遠卻綠意環繞的社區，當下便興起想要量身打造一個「自己的家」的念頭。於是選了一塊空地，和對於建築很感興趣的先生，一起同心協力地打造了心目中理想的家。

一直以來，我在大型建築事務所，參與的都是大型建築規劃的設計，自己要著手建造自己的家時，光是空間的規劃就花了大半年的時間，尤其碰上熱愛建築的先生，要滿足他的許多構想，圖面也經過反覆的修訂。

另外，因為預算有限，在建材的選購和採買都經過反覆的比較斟酌。終於定案後，我們自己找工人、自己買材料、自己監工，並且視現場狀況隨時修改施工圖。在這段過程中，我對每一個執行細節都不放過，雖然當中經歷了不少困難和挫折，但是為了打造我們自己理想的家，再多的辛苦也值得。

家是每天居住的空間，「健康的住家」和人體健康有非常密切的關係，不知不覺中對健康也產生了很大的影響。挑選住家首先要注意周遭的大環境，如空氣品質、噪音等問題，接著是住宅的建築設計，要注重「通風、採光、遮陽、隔熱、節能」的建築理念，還要檢視裝潢用的建材，有些建材為了防腐、黏合、硬化等需要，會添加許多化學物質，這些物質散發到空氣中會危害健康，因此應該盡量選用天然的建材以減少化學添加物。

除了健康的居住環境，「綠化」也是很重要的一部分。植物不但可以美化環境、賞心悅目，讓心情放鬆，還可以遮光、調節溫度；最重要的是，植物的光合作用能釋放氧氣，提供清新空氣。居家四周只要在空間允許的情況，都應該盡量種植花草樹木，有益居家環境品質。

廚房是家的重心

以建築師的觀點來看，我的設計概念最重視的是廚房和浴室，因此會在這兩個部分投入較多的預算。廚房是家庭的重心，我們的家確實也實踐了這個概念，廚房和廚房旁的起居室是每天家人一起共聚的地方，早晚都有充分的利用。我們家採用雙廚房的概念，一個是位於較內處的熱炒廚房，另一個是有著大理石檯面的冷菜廚房，這個大檯面不但可以備餐，也是家人每天一起用餐或邀三、五好友來一邊做飯、一邊聊天的地方。

一個兼具美觀又實用的廚房，能讓每天下廚做飯的主婦保持愉快的心情。同時，廚房也是每天和家人最多互動，和招待親友來訪時的最佳活動場所，因此我在設計時將廚房安排在視野最好、光線明亮、雙面通風、並和戶外花園連成一體的位置，打造一個可以享用美食、欣賞美景、輕鬆舒適的聚會環境。

在廚房的設計上，務必要講求的是「通風」和「明亮」，秉持這兩個原則，就可以讓廚房保持明亮、清潔與乾燥。所謂通風，指的是在烹飪過程所釋放的油煙，除了要透過排油煙機強制排出油煙之外，還可以藉由自然通風將異味即刻排出。一旦有油煙囤積在室內，小則污損家具，大則傷害家人的健康，所以廚房一定要有對外窗，才能把髒空氣快速排除。

明亮指的是廚房一定要有充足的自然光線照入室內，如此才能達到乾爽和除菌的功效，更讓每天花數小時在廚房為家人準備飯菜的主婦能有個健康、愉快的工作空間。

如果家中的廚房受限於先天的格局問題，顯得較為陰暗又不通風時，那麼強力的抽油煙機和足夠明亮的照明設備是一定需要的。

考量到使用的便利性和實用性，我家「雙廚房」的概念，將烹飪環境分為熱火烹調的料理區，和準備蔬、果飲料沒有油煙的開放區，讓廚房的動線更分明，使用時也更有效率。

料理區相對於開放區較為封閉，裡面主要以會產生油煙的烹調器具為主，我在這一區採用了很多料理上的好幫手，例如大、小烤箱、微波爐、蒸爐、洗碗機……等，善用這些科技產品，不僅可以減少油煙，也讓我在料理時更輕鬆、更有效率。洗碗機也是非常好用的廚房好幫手，油膩的碗盤經過高溫清洗後，清潔明亮，是非常好用的廚房器具。

我在設計自己的家時，最先考量的不外乎「自然通風和自然採光」這兩個原則，這個我們挑選的基地條件，剛好讓我規劃的每個空間都有兩面或三面的大窗，每間臥室也有大片的落地窗和獨立陽台，每個窗台都是綠林環繞。

山坡上的蟲鳴鳥叫、綠意盎然的樹林生態，加上基地順著地形形成的高低落差，潺潺流水聲不絕於耳。外觀是結構體本身的線條和白屋紅瓦的搭配，室內沒有多餘的裝飾性裝潢，簡約的風格加上現代化功能性的設備，構成非常舒適的居家空間。

家是每個人身心遮風避雨的地方，居住在裡面的人以自己的生活型態，打造最適合自己的生活空間。以我家來說，廚房和起居間是我們全家人生活的核心，我們喜歡在廚房一邊吃飯、一邊聊天，這裡更是我們和家人、朋友互動、學習的地方。

浴室的設計原則

除了廚房，「家」還有一個區域值得重視，那就是浴室。

廚房和浴室的共同點是這兩處都有「水」，只要有水的地方就容易孳生黴菌，產生異味，需要每天花時間清潔，所以要採用比較容易清理、不易老舊的建材。浴室也是最容易發生意外的地方，所以安全裝置很重要。另外，浴室最好要開窗，隨時保持清潔乾燥，一旦通風，才沒有異味，如果有明亮的光線更理想。倘若沒有對外開窗，那麼就要用抽風機強制換氣，或用浴室烘乾機快速烘乾，或選用充足的照明器具。

栽種植物大學問

我們的家原本就坐落在綠意盎然、充滿蟲鳴鳥叫的社區，這裡甚至還能發現螢火蟲和松鼠。我有一個三十坪大的院子，院子裡有一棵三十年的大肉桂樹和一些盆栽。房子外圍圍繞的也是肉桂樹，肉桂樹一年常綠，沒有落葉，萌生的新芽是嫩綠、黃、粉、紅色交錯，樹型和顏色層次俱佳，而且很容易照顧。

樹種子掉落在地，我先生很珍惜的收集起來，讓這些種子自己育苗，等到冒出新芽，再移植到不織布袋。他培育了許許多多的樹苗，雨天的假日，他會帶著我們一家人到處去植樹，因為樹苗在雨天的存活機率較高，有時我們也會到山坡上撒樹種子，希望光禿禿的山坡能成為樹林。他也喜歡將樹苗到處分送給朋友，因此由他經手的肉桂樹樹苗遍及南北。

高雄長庚醫院甚至有數千棵由他親自培育的肉桂樹，五年來，有些已經長成超過三、四米的成樹了。看著小樹苗在不知不覺中成長，真的很有成就感，而且可以改善環境，我先生常說：「如果愛台灣這塊土地，那就多種些樹吧！」

在植物的栽種上，我建議大家以落葉較少、根莖不要太大的植物為主，因為落葉太多會造成整理上的困難，例如台灣常見的鳳凰木，每當花期來臨時，滿樹火紅的花瓣相當醒目，但是當它隨風飄散一地時，細碎的落葉很不容易清理，因此並不適合當作庭園樹。

鳳凰木適合在大片的山坡上，在開花的季節，一大片火紅的花海非常美麗。另外，植物龐大的根莖會造成土質的鬆動，也會影響到地基，不可不慎。

愛護環境的觀念

我先生努力推行環保概念，徹底執行資源回收及塑膠袋減量。除了盡量有效的分類家中垃圾，也將蔬菜果皮之類廚餘放入發酵桶，二度利用做為花草樹木的肥料。

我先生常說：「不以善小而不為。」一個人的力量也許不大，但每個人還是要堅持自己的理念去做，隨時隨地隨手就可辦到，愛護環境、保護地球是每個人的責任。

健走泡澡能抒壓

我先生身兼醫院院長和肝臟外科醫生，平常的工作十分繁重，工作時間也很長，因此格外重視工作以外的生活作息。

他每天清晨五點就起床，到社區裡健走一個小時舒展筋骨。除此之外，也在這段時間整理他最愛的苗圃，呼吸大自然的新鮮空氣。這個十年如一日的習慣幫助他將身體保持在最佳狀態，如此才能全力以赴去照顧每一位病人。

每天早上流了一身汗回到家中，他會去泡澡，時間大約二十分鐘到三十分鐘，早晚各一次。他喜歡躺在浴缸裡，一邊泡澡一邊聽音樂或是看電視，泡澡可以幫助血液循環，促進新陳代謝，也能抒解緊張的工作壓力，他常說這是他一天當中最放鬆的時光。

我個人比較不喜歡出門運動，因此每天在跑步機上快走四十分鐘，順便看晨間新聞。我維持健康的方法應該就是規律的生活，對食物沒有特別忌口，只要自己在家烹調的食物，秉持食材新鮮、少油少鹽的原則，絕對有益健康。

我的兩個孩子受到大人的影響，不喜歡吃零食，如果在非正餐時間覺得肚子餓的話，就吃核果或堅果類的食物，或者新鮮水果、果汁。

我先生和我平時都相當忙碌，工作幾乎佔用我們日常生活大部分的時間，很難有機會培養其他休閒活動。即使如此，我們還是盡量從忙碌的生活中安排時間來運動，因為，規律的生活作息、適量的運動以及清淡的飲食，就是我們維持健康的不二法門。

飲食堅持原汁原味

以前在日本建築事務所工作，每天工作時間長達十二小時以上。我母親是料理高手，家裡的事都是勞煩我母親打點，所以結婚前我完全是「茶來伸手，飯來張口」，從來沒有下過廚。

嫁來台灣當媳婦以後，先生是超級忙碌的醫師，還有高齡的婆婆要照顧，只好硬著頭皮，憑著以前在廚房看媽媽煮菜的記憶，開始大量閱讀各種料理的食譜，包括中式、日式以及西餐。從食譜當中，我也漸漸發掘了自己做料理的樂趣。原本我是一到廚房就手忙腳亂的料理新手，到現在有了自己獨家的料理心得，就連宴客都難不倒我。

我先生工作非常忙碌，常常忙得沒時間吃午餐，特別是肝臟移植手術大都長達十小時以上，對象都是重症病患，容不得任何差錯，他的飲食如果不小心影響到他的腸胃狀況，重大的手術必然受到影響。因此我特別費心地在當天早晨替他準備中午的便當，以確保食物的新鮮和少油少鹽的原則。

「原味是最好也最美味的食材。」我先生常這樣說，他對於料理的要求只有一項，就是越新鮮、越接近原味愈好。

早期我遵照食譜繁複的烹調過程，加入各式各樣的調味料，花費許多時間，做了許多大菜。後來我先生交代，其實只要新鮮的食材、簡單的烹調即可，如果想吃大菜，我們可以到餐廳吃。這樣定調了以後，我的烹飪工作開始簡單了許多，料理方式也以簡單為原則。

每樣食物都有自己的味道，不應該用其他的調味取代它本身的美味，過度的烹調或複雜的佐料都會讓食材走味，對身體造成負擔。因應這個健康原則，我們家的餐桌多半只會出現自然又原味的食物，像台灣家庭偏愛的中藥補品、丸子類的加工品，或是西式的香料醃漬方法，在我們家幾乎不曾見過。甚至包括維他命等營養補充品，我們都非常少食用。

輕食料理宴客

我先生和我都是非常好客的人，由於吃習慣家中清淡的飲食，也不喜歡外食，所以每次和朋友聚會時，我先生喜歡把朋友都帶回家來，享用清淡、原味的料理，也一起小酌我們收藏的葡萄酒，最後總是能讓大家盡興而歸。因應這樣的聚會模式，我家設有三個餐桌，不管是中式或西式料理，都有適當的位置可以上菜。由於一個月大約宴客兩次，每次都盡量安排十位朋友，因此也讓我練就了一身宴客料理的功夫。

我請朋友來家裡吃飯時，常常在烤箱裡烤著牛肉、雞肉、番薯，蒸爐裡有清蒸魚、螃蟹，再加上事先調理好的冷盤前菜、蔬菜、湯品。如此當客人到訪時，我就不會手忙腳亂。

只要照著預先安排好的餐點順序，先上冷盤和蔬菜，接著是清蒸的海鮮、燒烤的肉品，然後是燉湯、水果、甜點。若事前做好準備工作，加上便利的廚房家電，就可以和客人一起享用晚餐。我通常選用美國的大塊牛肋排當作主菜，只要將大塊牛肋排放入烤箱，配合客人的用餐進度，設定好溫度、時間，便能在適當的時間上桌。這道烤牛排的油脂均勻、肉質鮮嫩、多汁，深獲大家的好評。

開放區是我準備蔬菜、水果、飲料、甜點的地方，有時客人提早到訪，就陪著我一邊聊天、一邊準備餐點。居家宴客可以以輕鬆的方式來接待，烹調方式也不需太繁瑣，只要呈現出新鮮食材的原味，就是美味佳餚。

營造居家用餐的溫馨氣氛，挑選一些新鮮當令食材，和朋友輕鬆享用，是我們一家最快樂的時光。

美味滿分的愛心便當

為了讓工作忙碌、用餐時間不固定的先生可以吃得安心、吃得健康，我每天早上六點起床，幫他張羅早餐，同時準備午餐的便當。準備便當的初期，我嘗試了各式各樣的菜色，可說是煞費苦心。到現在做了將近二十年的便當，早已駕輕就熟。每天只要花二十五分鐘，就能以簡易快速、少油、少鹽、低熱量的烹調方式，做出美味又健康的愛心便當。便當綜合了主食、主菜及配菜三種組合，主食使用白米飯、糙米飯、五穀飯做變化，它們是醣類的來源，提供人體所需的膳食纖維。主菜則以瘦肉、魚為主要食材，它們是蛋白質的來源。配菜則以多種顏色的蔬菜為主，富含充沛的維生素及礦物質，提供人體所需的膳食纖維。此外，我還會搭配當令水果，補充人體所需的維生素C。

除了選用當令新鮮食材，保持食材的原味。除了綠色葉菜的蔬菜會用油先炒過，大部分蔬菜的烹調方式都以清蒸或汆燙為主，包括高麗菜、花椰菜、青椒等，再加一點點鹽巴調味，如此便能保留蔬菜原有的新鮮美味。肉類則以豬肉、雞肉、牛肉交替使用，以煎、烤、煮等簡單快速的方式料理。魚的部分是以市場新鮮魚穫或真空包裝的魚品為主，用煎或烤的方式料理。

豐沛飲品幫助新陳代謝

我先生的早餐通常是半碗米飯、味噌湯、兩顆醃製梅、蔬菜和一份魚，還有一杯自家做的豆漿和一杯現打的果汁。第一次看到我們家早餐餐桌的人，往往會嚇一跳，因為滿桌子都是飲品。

因為早餐以米飯為主，所以我每天早上都會煮味噌湯。味噌由黃豆經發酵製成，長期食用可以排毒又整腸健胃，我把它應用在中式料理上，取代油膩的雞湯或排骨湯。

日式傳統的味噌湯煮法，是在冷水中放入一片昆布，和適量柴魚片，用中火煮開，再將昆布、柴魚片撈出。湯裡的材料，可以搭配各種蔬菜、海鮮，例如高麗菜、白蘿蔔、洋蔥、番茄、筍片、玉米、馬鈴薯、菇菌類或青菜豆腐，鮮魚、蛤蠣等都很適合。

待湯裡的材料煮軟，再用另一碗熱水將味噌溶開，倒入湯裡繼續煮開，做法非常簡單。味噌湯裡的食材其實可以發揮創意，放入冰箱裡的蔬菜、魚頭，只要是不需要長時間燉煮的食材，都可以放進去，煮起來就是快速又美味的湯品。

除了煮味噌湯，我也沿用日本人的習慣，用味噌來醃魚和豬肉，它可以去除肉類的腥味，也能提升肉質的甜美。我的孩子特別喜歡吃納豆，納豆加一點醬油攪拌至拉絲狀，倒在白飯上，如果有新鮮的雞蛋，一起拌入飯中，滑順可口。味噌和納豆都是日本最常食用的發酵食品，不僅含有黃豆本身的營養價值，還可以產生維他命B12及有益菌，對身體很有幫助。

我們家第二種常見的飲品是豆漿，我有一台豆漿機，前一晚先將黃豆泡軟，隔天早上直接將黃豆倒入機器，只要二十分鐘，一杯熱呼呼的新鮮豆漿就自動完成了。豆漿中含有大豆蛋白質和大豆卵磷質，可以降低以及排出膽固醇，幫助身體維持良好的代謝狀態。豆漿裡我會加一點點的砂糖，讓豆漿的口感更順口。

第三種常見飲品是果汁，由於我先生早上沒有時間慢慢吃水果，所以我會將當令水果隨意挑選幾樣打成果汁。沒有特定的調配方式，只要是新鮮水果，怎麼混合都很好喝。因為水果已經有一定的甜味和酸味，也不需添加任何蜂蜜或糖，搭配幾樣混在一起的味道就很美味。水果有豐富的維生素C，打成果汁也有一樣的健康效果。自己在家做果汁，不僅好喝，又能喝得安心。我先生在早餐時會先喝一杯果汁，然後再裝一杯果汁在保冷杯裡，帶去上班，這樣即使沒時間吃水果，也能補充到人體每天所需的維他命C。

我有每天早上喝一杯咖啡的習慣，用簡單的濾杯沖一大杯淡咖啡，這杯咖啡是陪著我處理工作的好伙伴。我會去固定的連鎖咖啡店購買咖啡豆，一杯現磨現煮的咖啡，是我一天活力的來源。

葡萄酒也是我家常見飲品，它具有降低血液中膽固醇、補充消耗能量、促進血液循環等的功效。晚餐是辛苦工作一天後最放鬆的時間，我會準備比較清淡的食物，搭配半杯葡萄酒佐餐，小酌一番來犒賞自己，也為忙碌的明天做好準備。

食物盡量DIY

秉持使用天然食材的理念，只要是製作上不太繁複的食物，我通常都會自己做，例如優酪乳。我會到超市買優格菌粉，加進鮮奶稍微攪和，倒入盒子，再將它置放於陰暗的櫥櫃中保存，大約置放一天成為半固體狀，就是好喝的優酪乳了！置放的時間要隨著溫度做些調整，冷天需要長一點的時間。製作時只要拿出來看一下變化的情形，稍微調整時間。自製優酪乳很純，原味食用或添加一些蜂蜜，也可以切一些水果拌著食用。

我也喜歡用蘿蔔和小黃瓜醃製一些簡單的涼菜，成為便當和佐餐的爽口小菜。小黃瓜的醃製方法：先準備一碗水加入鹽，將小黃瓜洗淨，切除頭尾兩端，再切成薄片，放入鹽水中。二十分鐘後取出，將小黃瓜瀝水擠乾，依個人口味加入適量的糖和醋拌勻，放置半小時以上即可食用。蘿蔔、大頭菜等也可以這樣製作。

用對油品為食物加分

在料理時，使用的油品也應該有清楚的區分，這是我從專業的營養師那裡學來的，每種油都有不同的功能，善用它們才能不破壞食物的原味，甚至提升食物的美味。我最常使用的油有四種，分別是鵝油、低脂油、橄欖油以及芥花油。

鵝油富含不飽和脂肪酸及維生素A，是動物油裡對人體最不會造成負擔的油品，可以用來直接拌麵、拌菜，不用再另外加任何調味料就非常美味。

低脂油是用來炸物的油品，雖然我很少用炸的方式去處理食材，但是煎魚的時候，我會選擇低脂油來降低食物的高熱量。

橄欖油的成分中，單元不飽和脂肪酸的比例約達百分之七十七，是各種食用油當中最高的，同時富含維他命E、A、D、K。它不適合用於高溫油炸的食物，但對於中低溫的清炒，或是沙拉等輕食料理來說，是非常好的選擇，這是我用過最多的油種，大都在清炒蔬菜時酌量使用，可以完整保留食物的美味。

芥花油或是葵花子油的成分和橄欖油非常接近，我會在清炒時和橄欖油交替著使用。

一週私房便當食譜

以下為我的一週便當固定食譜，
菜單內容隨著當令食材略有調整，
但料理方式和原則都大致相同。

	一	二	三	四	五
主食	五穀飯	胚芽米飯	糙米飯	芝麻白飯	地瓜飯
主菜＊肉	照燒雞腿	煎牛小排	鹽烤 松阪豬肉	馬鈴薯 燉牛肉	薑汁肉片
主菜＊魚	煎石斑魚	烤鯖魚	煎 虱目魚肚	烤味噌土 魠魚	烤秋刀魚
配菜	蠔油 花椰菜	紅黃椒	清燉 紅白蘿蔔	蘆筍	四季豆
水果	橘子	水梨	香蕉	芒果	西瓜

星期一

五穀飯·照燒雞腿·煎石斑魚·蠔油花椰菜·橘子

＊ 照燒雞腿

材料：剝骨雞腿一支／調味料：糖、醬油、酒

做法：1. 雞腿帶皮的那面在平底鍋煎到金黃色後，翻面再煎到上色。2. 倒入調味料，小火煮約 10 分鐘。

＊ 煎石斑魚

材料：石斑魚一片／調味料：鹽

做法：1. 石斑魚抹上鹽巴。2. 熱鍋加油，將魚片兩面煎至變色。

＊ 蠔油花椰菜

材料：花椰菜／調味料：蠔油

做法：1. 鍋中熱水煮開，放入花椰菜煮 3 分鐘。2. 撈起，淋少許蠔油。

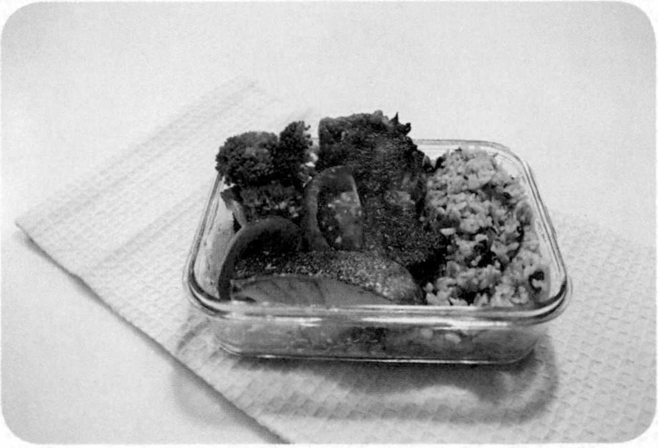

星期二

胚芽米飯．煎牛小排．烤鯖魚．紅、黃椒．水梨

＊ 煎牛小排

材料：牛小排一片／調味料：鹽、胡椒

做法：1. 牛小排抹上鹽巴、胡椒。2. 平底鍋熱鍋後，不加油，大火煎至熟後翻面再煎。

＊ 烤鯖魚

材料：鯖魚／調味料：鹽

做法：1. 鯖魚抹上鹽巴。2. 將魚片放入烤箱烤熟即可。

＊ 紅、黃椒

材料：紅椒、黃椒／調味料：糖、醋

做法：1. 鍋中熱水煮開，放入紅椒、黃椒煮 5 分鐘。2. 撈起、剝皮、撕開，加調味料拌勻。

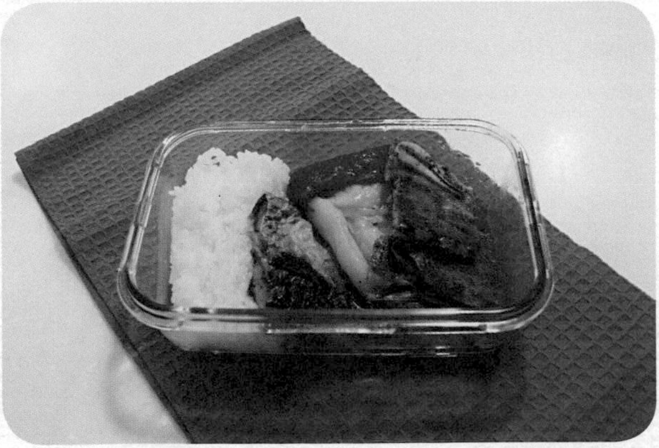

星期三

糙米飯・鹽烤松阪豬肉・煎虱目魚肚
清燉紅白蘿蔔・香蕉

＊ 鹽烤松阪豬肉
材料：松阪豬肉／調味料：鹽
做法：1. 豬肉用水煮約 15 分鐘後，抹上鹽巴。2. 放入小烤箱烤約 10 分鐘，切片。

＊ 煎虱目魚肚
材料：虱目魚肚一片／調味料：鹽
做法：1. 虱目魚肚抹上鹽巴。2. 熱鍋加油，將魚兩面煎至變色。

＊ 清燉紅白蘿蔔
材料：紅、白蘿蔔／調味料：鹽
做法：1. 紅、白蘿蔔放入電鍋蒸熟。2. 撒一點點鹽即可。

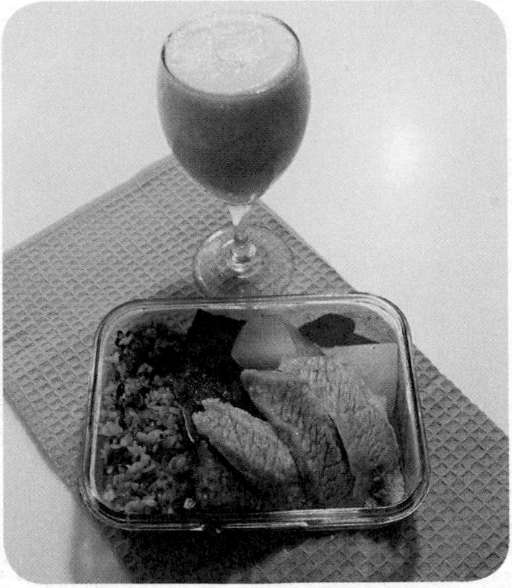

星期四

芝麻白飯・馬鈴薯燉牛肉・烤味噌土魠魚
蘆筍・芒果

＊ 馬鈴薯燉牛肉

材料：牛肉片、洋蔥、馬鈴薯／調味料：糖、醬油、酒

做法：1. 牛肉大火熱炒到半熟，加入洋蔥拌炒。2. 再加入馬鈴薯和調味料，約煮 10 分鐘。

＊ 烤味噌土魠魚

材料：土魠魚一片切成四塊／調味料：味噌

做法：1. 土魠魚片抹上味噌醬，放置一個晚上。2. 放入烤箱烤熟即可。

＊ 蘆筍

材料：蘆筍／調味料：蠔油

做法：1. 鍋中熱水煮開，放入蘆筍煮 3 分鐘。2. 撈起，淋上少許蠔油。

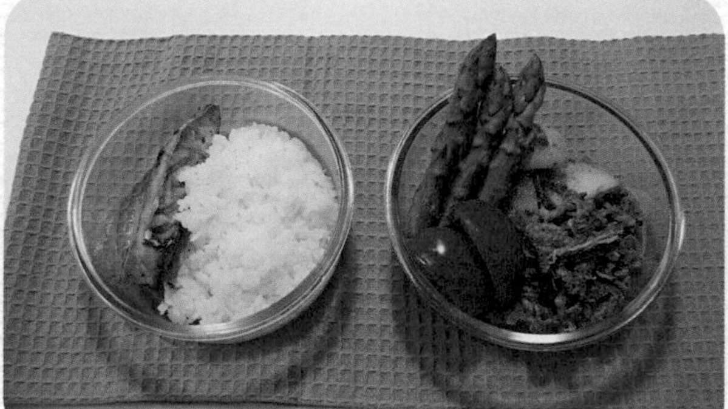

星期五

地瓜飯・薑汁肉片・烤秋刀魚・四季豆・西瓜

＊ **薑汁肉片**

材料：豬裡脊肉片 / 調味料：糖、醬油、酒、薑汁

做法：1. 肉片加入調味料拌勻，放置約 20 分鐘。2. 熱鍋加油，將肉片兩面煎至變色，倒入調味料，燜煮約 5 分鐘。

＊ **烤秋刀魚**

材料：秋刀魚一尾 / 調味料：鹽

做法：1. 秋刀魚抹上鹽巴。2. 放入烤箱烤熟即可。

＊ **四季豆**

材料：清炒四季豆 / 調味料：鹽

做法：1. 熱鍋加油、將蒜爆香。2. 放入四季豆，加一點點鹽拌炒。

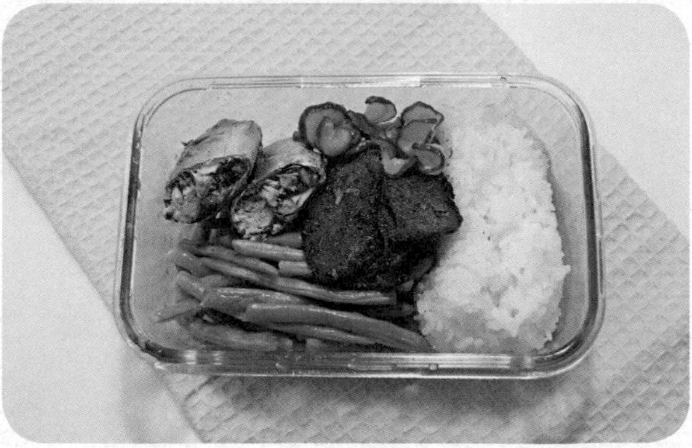

國家圖書館出版品預行編目資料

醫生娘不藏私的養生秘方 / 王富美、廖麗瑛、莊美月、本多美惠 著.--初版.--臺北市：平安文化. 2012〔民101〕
面；公分（平安叢書；第378種）
（真健康；16）
ISBN 978-957-803-815-8（平裝）
1. 健康法 2. 養生
411.1 101001246

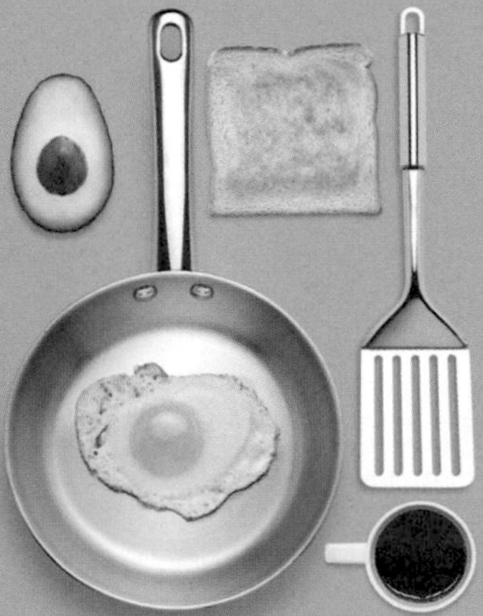

平安叢書第378種
真健康 16

醫生娘不藏私的養生秘方

作　者—王富美、廖麗瑛、莊美月、本多美惠
發 行 人—平雲
出版發行—平安文化有限公司
台北市敦化北路120巷50號
電話◎02-2716-8888
郵撥帳號◎18420815號
香港上環文咸東街50號寶恒商業中心
23樓2301-3室
電話◎2529-1778　傳真◎2527-0904
責任主編—龔槵甄
責任編輯—許婷婷
美術設計—程郁婷
著作完成日期—2011年12月
初版一刷日期—2012年2月

法律顧問—王惠光律師

讀者服務傳真專線◎02-27150507
電腦編號◎524016
ISBN◎978-957-803-815-8
Printed in Taiwan
本書定價◎新台幣280元/港幣93元

讀者抽獎回函卡

本人同意皇冠文化集團得使用以下本人之個人資料建立該公司之讀者資料庫，以便寄送新書或活動相關資訊。

我的基本資料

姓名：________________

出生：________ 年 ________ 月 ________ 日　性別：□男 □女

職業：□學生 □軍公教 □工 □商 □服務業

□家管 □自由業 □其他 ________________

地址：□□□□□ ________________

電話：（家）________________ （公司）________________

手機：________________

e-mail：________________

您所填寫之個人資料，依個人資料保護法之規定，本公司將對您的個人資料予以保密，並採取必要之安全措以免資料外洩。本公司將使用您的個人資料建立讀者資料庫，做為寄送新書或活動相關資訊，以及與讀者連繫之用。您對於您的個人資料可隨時查詢、補充、更正，並得要求將您的個人資料刪除或停止使用。

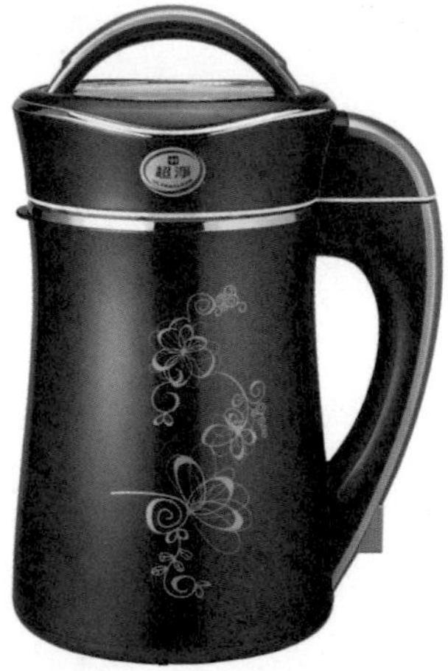

《醫生娘不藏私的養生秘方》讀者獨享好禮！買書就有機會抽中佳醫「超淨養生豆漿機」一台！

即日起至2012年5月13日止(以郵戳為憑)，只要填妥您的個人資料，在活動期間內將本抽獎回函卡寄回，即可參加抽獎！請務必填寫真實姓名、聯絡電話、e-mail及收件地址。就有機會獲得「超淨養生豆漿機」一台！中獎名額五名，機會有限，敬請把握！

得獎名單將於2012年5月21日以前公布在【真健康】官網，同時以e-mail或電話通知得獎者。獎品將於2012年6月1日前統一寄出，若聯絡不上得獎者視同放棄，請讀者密切注意得獎公布訊息。

●【真健康】官網：www.crown.com.tw/book/health

注意事項：1.獎品以實物為準，照片僅供參考。2.皇冠文化集團及協力廠商之員工及其直系親屬不得參加抽獎。3.本抽獎活動僅限台灣地區讀者參加。

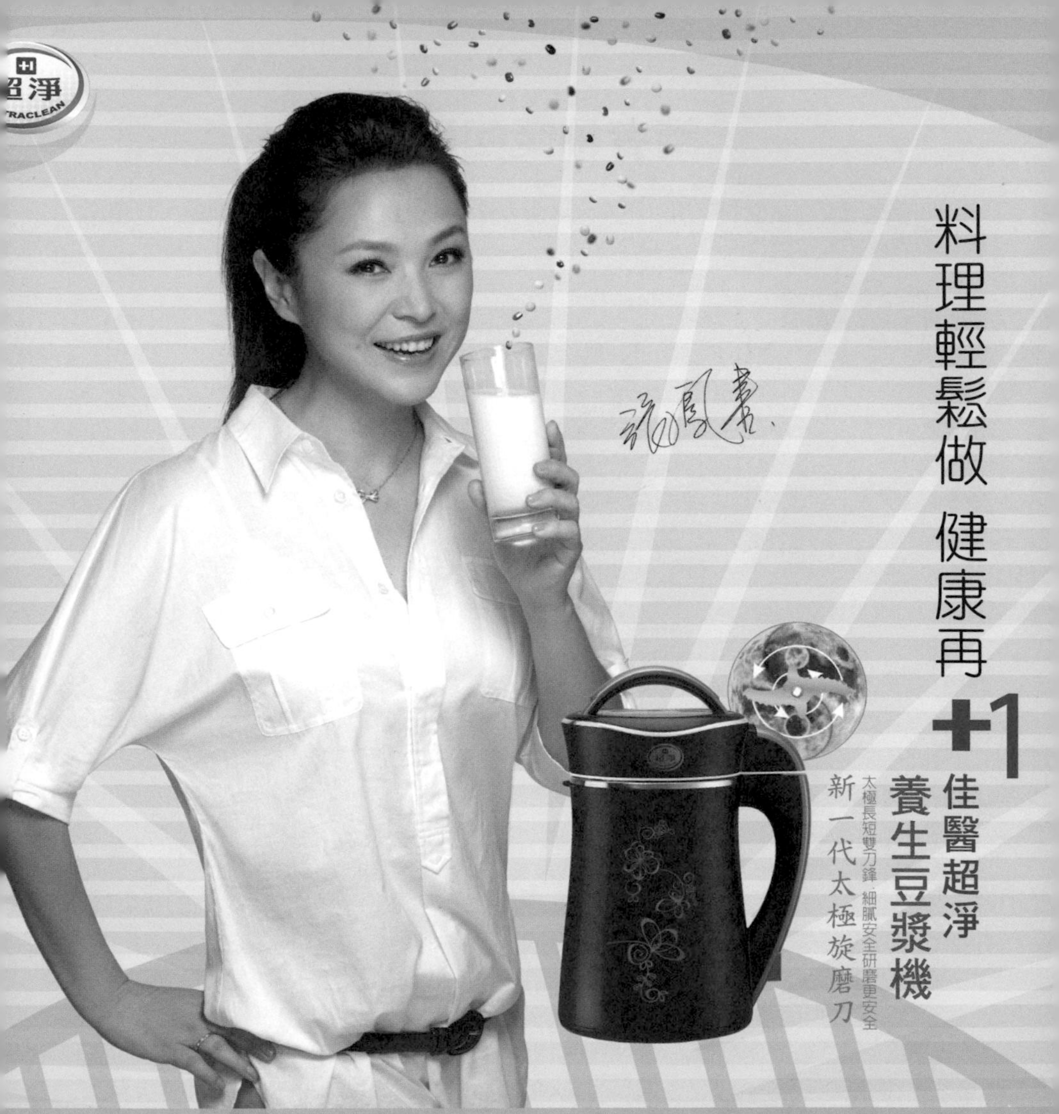
超淨
ULTRACLEAN
料理輕鬆做 健康再+1
佳醫超淨
養生豆漿機
太極長短雙刀鋒，細膩安全研磨更安全
新一代太極旋磨刀